ライフサイエンス選書

# 臨床試験の考え方

景山　茂

ライフサイエンス出版

# 序

1990 年代に始まった EBM（evidence-based medicine）の大きな潮流の中で，臨床試験が注目されるようになった．EBM は，すでに存在する external evidence を元に目の前の患者の診断・治療・予後を判断・選択する際の具体的手法を提唱したものである．そこではエビデンスのレベルが重視され，観察研究よりも介入研究である臨床試験が重視され，とりわけ臨床試験成績のメタアナリシスを高く位置づけている．ただし，近年この考え方には反省が見られる．

従来，我が国の医学研究・医学教育では基礎研究に重点が置かれ，ともすれば臨床研究とその教育は等閑視されてきた嫌いがある．近年，この傾向への反省もあり，我々が学生だった頃に比べれば，臨床研究の教育ははるかに進んでいるが，それでもなお不十分と言わざるを得ない．

一方，EBM の実践には臨床研究，特に臨床試験の理解は不可欠で，臨床研究を専門的に行うか否かにかかわらずエビデンスを的確に読み解くためのスキルは必要である．また，臨床試験を行う時に求められる知識と，EBM の実践に当たって，臨床試験論文を読み解く際に求められる知識の多くは共通している．

臨床試験ではいくつかの基本的な考え方がある．まず，臨床試験で我々が観察している事象は基礎研究とは異なり，決定論的事象ではなく確率論的事象である．そこで，臨床試験の実施に際しては，いかにしてバイアスを避けるかという考え方が貫かれている．そのためにスタディ・デザインを工夫したり，統計学の助けを借りたりする必要がある．次に，臨床試験では研究参加者の人権を守り，得られた成績の信頼性をいかにして確保するかに意を払う．この考え方は，学問的興味に留まらず，社会に影響のある臨床試験には必要不可欠で，このために臨床試験の登録，結果の公表，データマネジメント等の管理が重視される．そして，適用される法令や倫理指針等は我が国では複雑で

種類も多いが，いずれも GCP（good clinical practice）が基本になっている．GCP は被験者保護と臨床試験の信頼性の確保の 2 本柱で成り立っている．

なお，英語の綴りは ICH (International Council for Harmonisation of Technical Requirements for Pharmaceuticals for Human Use，医薬品規制調和国際会議，5 章 -2，p87) に基づいて英国式，例えば，繰り返し出てくるランダム化は，randomization ではなく randomisation，とした．

臨床試験は 1 人の優れた研究者によって成し遂げられるものではなく，患者のみならず多くの関係者の利他的な協力なしには成し遂げられないという点を強調したい．臨床試験は音楽に例えればピアノやバイオリンのソロではなく，オペラである．そこでは，ソプラノやテノールだけでなく，オーケストラも必要で，さらには大道具・小道具等々の多職種，多人数が関与して初めて公演は成り立つ．臨床試験では，試験責任・分担医師のみならず，生物統計家，モニター，データマネジャー，臨床研究コーディネーター等々が関与して初めて臨床試験を適正に実施できるのである．

そこで，本書は臨床試験に関与するすべての方を対象に「臨床試験の考え方」を平易に解説した．臨床試験に携わる方や臨床試験論文を読み解き EBM を実践する方のお役に立てば幸いである．

本書の出版についてご理解いただいたライフサイエンス出版の須永光美社長，および編集を担当された山口由紀子氏と米川彰一氏に御礼を申し上げる．

2021 年 9 月

景山　茂

# 目　次

カバー写真：Interior of the State Opera House Budapest Hungary © Alamy/amanaimages

# 第 1 章

# 臨床試験の科学

**「三た」論法**

　現在は，ランダム化比較試験（randomised controlled trial，RCT）の結果が頻繁に報告されているが，RCT の歴史は浅く，1948 年，British Medical Journal（BMJ）に発表された英国の Medical Research Council（MRC）が行ったストレプトマイシンの肺結核に対する効果を検証した試験が RCT の嚆矢とされている．

　従来からよく行われていた臨床試験は比較対照（control）を取らず，「薬を使っ<u>た</u>，病気が治っ<u>た</u>，故に薬が効い<u>た</u>」とする「三た」論法によるものが多かった．現在のように然るべき臨床試験を経て承認された薬を服用した場合は，確かに薬を飲んだために病気が治る例も多いであろうが，新薬の候補物質のように効果も副作用も不確実な場合はこの論法では困るのである．この論法の危うさは薬を雨乞いに置き換えるとよくわかる．「雨乞いをした，雨が降った，故に雨乞いが効いた」という論法を受け入れる人は，現代ではまずいないであろう．これはちなみに "雨乞い「三た」論法" と呼ばれ，今から 50 年ほども前に，当時の日本の臨床試験を牽引していた砂原茂一，佐藤倚男，高橋晄正，佐久間昭の碩学とも言うべき方々の話ということである[1]．「三た」論法の危うさを見事に言い表している．

　我々は何らかの行為の後にある事象が起こると，その事象はその行為のために起きたと思いがちである．ラテン語に，Post hoc ergo propter hoc. という有名な成句がある．これは After this, therefore because of this. という意味である．これは「前後即因果」と訳され，「三た」論法の危うさをよく表している．

　昨今，新型コロナウイルス感染症について一部の有名人から「X 薬を使ってコロナがよくなった」という発言がメディアで報道されている．これはまさに「三た」論法のよい例である．X 薬の適切な薬効評価にはランダム化比較試験が不可欠であり，しかもプラセボを対照と

した二重盲検比較試験を行う必要があろう.

**文　献**

1) http://www.f.u-tokyo.ac.jp/~uthta/poster/2007/ngssanta.pdf(2020年11月29日アクセス)

## 2　臨床試験とは

　臨床試験，介入試験，介入研究はいずれも同義語であるが，どの用語を用いるかは慣習によるところが大きい．例えば医薬品の効果を見る場合は臨床試験という表現を用いることが一般的である．

　「人を対象とする医学系研究に関する倫理指針」では，介入を「研究目的で人の健康に関するさまざまな事象に影響を与える要因（健康の保持増進につながる行動及び医療における傷病の予防，診断及び治療のための投薬，検査等を含む．）の有無又は程度を制御する行為（通常の診療を超える医療行為であって，研究目的で実施するものを含む．）をいう」と定義している．これは厳密ではあるがややわかりにくい記述である．

　医学雑誌編集者国際委員会（International Committee of Medical Journal Editors, ICMJE）は2004年に臨床試験の登録を求めたが，その声明の中で臨床試験を以下のように定義している[2]．

For this purpose, the ICMJE defines a clinical trial as any research project that prospectively assigns human subjects to intervention or comparison groups to study the cause-and-effect relationship between a medical intervention and a health outcome.

　本書でもICMJEとほぼ同様に，臨床試験（介入試験あるいは介入研究）を，被験者を介入群あるいは対照群に割り付け，介入と健康上のアウトカム（outcome）の関係を検討する研究と定義づける．この場合，割付けの方法，例えばランダム化するか否か等，は問わない．なお，対照群を設けない単群の研究も臨床試験に含まれる．

　臨床試験は当然のことながらすべて前向き研究（prospective study）であり，臨床試験，介入試験，介入研究の前に「前向き」という言葉を記載する必要はなく，また記載しないのが一般的である．

　介入研究と観察研究の違いは，端的に言えば割付けをするか否かで

4

ある．例えば，降圧療法でカルシウム拮抗薬と利尿薬の効果を比較する時，被験者をカルシウム拮抗薬あるいは利尿薬に割り付ければ，これは介入研究，すなわち臨床試験である．一方，診療の実態，処方の実態を歪めることなく，通常の診療の結果，カルシウム拮抗薬あるいは利尿薬が処方された患者を比較するのであれば，それは観察研究である．

## 文 献
2）International Committee of Medical Journal Editors: N Engl J Med 2004; 351: 1250-51

## 3 ランダム抽出（random sampling）と ランダム割付け（random allocation）

　三「た」論法を避け，介入の効果を適切に評価するためにランダム化比較試験（randomised controlled trial，RCT）が行われる．臨床試験では，臨床試験に参加している医療機関に通院している患者の中で，臨床試験への参加について同意（インフォームド・コンセント，informed consent）が得られた患者を被験者として登録する．それから被験者を各群にランダムに割り付ける（random allocation）のであって，決して，被験者を被験者の属する母集団からランダムに抽出している（random sampling）訳ではないことは銘記しておく必要がある．

　しかも，臨床試験では，当該臨床試験の被験者の属する母集団を具体的に規定することはされていない．臨床試験のすべての選択基準を満足し，いずれの除外基準にも抵触しない集団が狭義には母集団になるのかもしれないが，母集団をそこまで狭くとらえる議論がされることはまずない．母集団をどのように規定するかは，後述する「臨床試験の外的妥当性（external validity）」を判断する際には重要であるが，臨床試験における母集団はアバウトで，概念的なとらえ方をされている．その意味では母集団は virtual と言ってもよいのかもしれない．医薬品の臨床試験では母集団という表現ではなく，target population（目標とする集団）という用語がしばしば用いられるが，この場合も，target population が具体的に何を指すかは明確には定義されていないことが一般的である．

　「ランダム化って何？」と問うと，即座に「ランダム抽出」と答える学生は多い．これはおそらく高校・大学における統計学教育の成果であろう．確かに統計学の分野ではランダム抽出は重要な事項であろうが，臨床試験でランダム抽出が行われることはまずない．筆者の知る限り，被験者を母集団からランダムに抽出して，かつランダムに割り付けた臨床試験は存在しない．

さて，ランダム化（randomisation），すなわちランダム割付けの目的は何であろうか．被験者をランダム割付けすることで，介入しようとしている因子を除いては群間の偏りをなくし，もって群間の比較可能性（comparability）を得ることにある．恣意的な割付けをすると，既知および未知のバイアス，すなわち系統誤差が入り込む可能性がある．すなわち，ランダム化は系統誤差を偶然誤差に転化することにより，統計学的な扱いを可能にしている．ランダム化することにより既知の因子のみならず，未知の因子についても群間の偏りを解消できると考えられる．

　近年，我が国の臨床試験でも非ランダム化比較試験はあまり報告されなくなったが，かつてはランダム化できるにもかかわらず非ランダム化比較試験がしばしば行われていた．この場合，エンドポイントに群間差があっても，そもそも群間の比較可能性が保証されておらず，この場合，介入した因子に差があるという結論を導くことはできないことになる．

　例えば，新しい降圧薬 A とすでに市販されている降圧薬 B を比較し，前者で仮に収縮期血圧が 30 mm Hg 低下し，後者では 10 mm Hg 低下し，群間差が統計学的に有意であったとしても，これが非ランダム化比較試験であれば，そもそも群間に比較可能性があるとは限らないため，この臨床試験成績から降圧薬 A の降圧効果は降圧薬 B よりも優っているとの結論を導くことはできない．一方，これが RCT であれば降圧薬 A は降圧薬 B よりも降圧効果が大であるとの結論を導くことができる．

　ランダム化は，得られた試験成績から導いた結論が妥当であるという内的妥当性（internal validity）を保証する方策と言うことができる．

　仮に被験者の属する母集団を明確にすることが可能で，母集団から被験者をランダムに抽出し，かつランダムに割り付けた臨床試験から得られた成績は母集団に対して妥当する，すなわち外挿することができると言える．これを外的妥当性（external validity），一般化（generalisation），あるいは一般化可能性（generalisability）と言う（図 1-1）[3]．

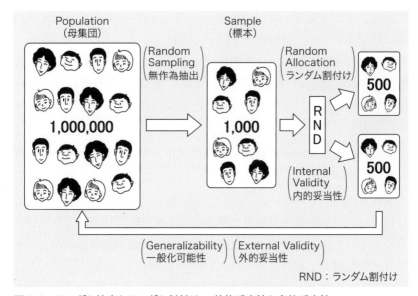

**図 1-1　ランダム抽出とランダム割付け―外的妥当性と内的妥当性**
(津谷喜一郎編著．いろいろな分野のエビデンス―温泉から国際援助までの多岐にわたる
RCT やシステマティック・レビュー．ライフサイエンス出版．2015．p4 から作成)

　外的妥当性があるか否かは，民族差のある疾患を想定するとわかり
やすい．民族差のある疾患の代表格は 2 型糖尿病である．2008 年に発
出された米国 FDA（Food and Drug Administration）のガイダンスに
より，2 型糖尿病治療薬については開発段階から心血管疾患に対する
影響が検討され，多くの報告がなされている[4]．心筋梗塞を例にとると，
2 型糖尿病の発生率は欧米白人と日本人では大きく異なる．我が国の
研究である JDCS（Japan Diabetes Complications Study）[5] では，心筋
梗塞の発症は 1,000 人・年当たり 4 件程度であるのに対し，英国の
UKPDS（UK Prospective Diabetes Study）では 1,000 人・年当たり 15-
17 件である[6]（**表 1-1**）．そのため，欧米人を対象とした臨床試験で
は，ある糖尿病治療薬が心疾患の予防に有効である，あるいは有害で
あるとの結論が得られても，それを直ちに日本人に適用することには
慎重さが求められる．すなわち，糖尿病治療薬の心疾患に対する影響

表 1-1　JDCS と UKPDS33 の比較

| JDCS [5] (2006)（件 /1,000 人・年） | | |
| --- | --- | --- |
| | 冠動脈疾患 8.9 | 脳卒中 7.8 |
| 心筋梗塞 40%　約 4 件 /1,000 人・年 狭心症 60% | | |

| UKPDS33 [6] (1998) 心筋梗塞（件 /1,000 人・年） | |
| --- | --- |
| 従来療法群 17.4 | 強化療法群 14.7 |

についての外的妥当性あるいは一般化可能性には制約がある.

　疾患領域によらず臨床試験で得られた成績の外的妥当性には常に一定の制約があるということは認識しておかねばならない. 外的妥当性については, 当該臨床試験の対象, 被験者の選択基準, 薬の用法・用量, 医療習慣等々を精査して判断する必要がある.

**文　献**

3) 津谷喜一郎編著. いろいろな分野のエビデンス —温泉から国際援助までの多岐にわたる RCT やシステマティック・レビュー. ライフサイエンス出版. 2015. p4
4) Guidance for Industry Diabetes Mellitus-Evaluating Cardiovascular Risk in New Antidiabetic Therapies to Treat Type 2 Diabetes.(https://www.touchendocrinology.com/wp-ontent/uploads/sites/5/2018/04/www.fda_.gov_downloads_drugs_guidancecomplianceregulatoryinformation_guidances_ucm071627.pdf) accessed on 30 Dec. 2020
5) Sone H, et al: Diabetologia 2010；53：419-28
6) UK Prospective Diabetes Study（UKPDS）Group: Lancet 1998; 352; 837-53

## 4　偏りを避ける工夫

　臨床試験では試験が適正に行われ，信頼できる成績が得られるよう
さまざまな工夫がなされており，「バイアスを避ける」という考え方
が貫かれている．

### 1）比較対照を設ける

　冒頭で述べたように適切な比較対照を設けないと，「薬を使った，病
気が治った，故に薬が効いた」という，「三た」論法に陥ってしまう．
この論法の危うさは，薬を雨乞いに置き換えれば容易に理解できる．
そこで，臨床試験では適切な比較対照を置くよう工夫されている．
　比較対照群を置かない前後比較の場合，観測値には平均値への回帰
（regression to the mean）という現象が見られるため，無対照試験では被
験者の選び方によってある程度結果を制御することも可能であり，比
較対照のない臨床試験成績の解釈には極めて慎重でなければならない．

### 2）選択バイアスを避ける

　先に述べたように，臨床試験では母集団から被験者をランダムに抽
出することは行われず，臨床試験に参加している医療機関に通院して
いる患者のうちインフォームド・コンセントが得られた患者を臨床試
験に組み入れる．したがって，臨床試験に登録された被験者は必ずし
も母集団の特性を反映しているとは限らず，臨床試験成績の外的妥当
性には制約があることはすでに述べた（1章-3，p8）．
　ここで言う選択バイアスを避けるとは，群間のバイアスを避けると
いう意味である．
　ランダム化を行う場合，臨床試験担当医にランダム化の手順・方法
がわかると，次の患者にはどちらの薬が割り付けられるかがわかって
しまい，被験者の選択に影響を与える可能性がある．このためランダ

ム化の手順や方法を臨床試験に関係する人々にわからないようにする必要がある．これを割付けの隠蔽（allocation concealment）と言う（1章 -11，p40）．

### 3）観察バイアスを避ける

　医薬品の臨床試験では実薬とプラセボの比較試験が数多く行われる．被験者が実薬かプラセボのどちらを服用しているかを知っていると，薬効評価に影響を与える可能性がある．そこで，どちらを服用しているかを伏せることが行われ，これを盲検化（blinding）あるいは遮蔽化（masking）と言う．薬を処方する医師，これを服用する患者の双方が盲検化されている場合を二重盲検（double blind），患者のみが盲検化されている場合を単盲検（single blind）と言う．一方，医師，患者の双方がどちらを服用しているかを知って行われる試験を非盲検試験あるいはオープン試験（open-label trial）と言う．

　薬効評価の立場からは，ランダム化二重盲検比較試験が最も厳密な方法と言える．

　ここでは，プラセボの場合について説明したが，対照はプラセボに限らず，実薬対照の場合も盲検化の必要性は同様である．

### 4）測定バイアスを避ける

　臨床試験では臨床検査成績を評価指標とすることがある．この場合，臨床検査の測定バイアスを避ける工夫が必要となる．得られた臨床検査成績は，概念的には，真の値，バイアス（系統誤差），誤差的ばらつき（random error）から成ると言える．真の値からのずれがない場合，その測定は accurate である，あるいは accuracy があると言う．また，誤差的ばらつきがない場合，この測定は precise である，あるいは precision があると言う．

　臨床試験の主要評価項目（primary endpoint）等の重要な指標として使用される臨床検査で最も多いのは HbA1c であろう．現在，臨床検

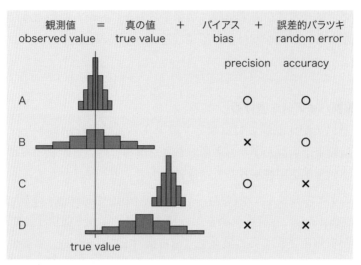

図 1-2　精密（精確）度（precision）と正確度（accuracy）
（大橋靖雄：医学のあゆみ 2008；227：486-93）

査の標準化は進んでいるが，HbA1c にはなお施設間格差が残っている．

　多施設共同試験で試験参加施設の臨床検査部で評価項目，例えば HbA1c を測定するとしよう（**図 1-2**）[7]．A 病院では図の最上段のように precise でかつ accurate な測定がされ，B 病院では accurate ではあるが precise ではない測定がされ，C 病院では precise ではあるが accurate ではない測定がされ，D 病院では precision も accuracy もない測定がされていた場合，これらを集計すると，本来効果のある治療法も効果がないように見えたり，あるいは効果がないにもかかわらず効果があるように見えたりするかもしれない．

　このようなことを避けるため，現在，多施設共同試験で HbA1c のように施設間格差を認める臨床検査については，accuracy も precision もある検査施設，多くの場合は大手の臨床検査会社を central laboratory として，そこに検体を集めて集中測定することが一般的になっている．

**文　献**
7）大橋靖雄：医学のあゆみ 2008；227：486-93

表1-2　ITT 解析と PPS 解析

| | 登録 | 中止・脱落 | 寛解 | 寛解率 ITT | 寛解率 PPS |
|---|---|---|---|---|---|
| A | 100人 | 10人 | 54人 | 54% | 60% |
| B | 100人 | 50人 | 45人 | 45% | 90% |

ITT：intension-to-treat/intent-to-treat　PPS：per protocol set

## 5）解析のバイアス

　臨床試験では，すべての被験者がプロトコール（臨床試験実施計画書）通りに試験を完遂できるとは限らない．この場合，臨床試験成績をどのように解析するのが妥当であろうか．

　架空の臨床試験成績を設定し，被験者を抗がん薬 A と B にランダムに割り付けた（表1-2）．これは1年間の試験で，A 薬に割り付けられた100人のうち10人は試験は途中で中止・脱落となった．試験を完遂した90人のうち54人は寛解に入った．一方，B 薬に割り付けられた100人では，途中50人が試験を中止・脱落した．試験を完遂した50人のうち45人は寛解に入った．なお，中止は担当医の判断で試験を中止，脱落は患者の意向で試験を中止あるいは来院しなくなった，とのニュアンスでこれらの用語は使われる傾向がある．

　かつては臨床試験を完遂した被験者のみを対象に試験成績を解析することが一般に行われていた．この架空の抗がん薬の臨床試験成績では，試験を完遂した被験者のみを対象に寛解率を計算すると，A 薬では60％（54/90），B 薬では90％（45/50）となる．寛解導入された者は B 薬では100人中45人であるにもかかわらず，寛解率90％というのは過大評価ではないだろうか．現在では，割り付けられた被験者全員を，割り付けられた通りに解析するのが一般的である．この場合，寛解率は A 薬，B 薬それぞれ54％，45％となる．この解析をintension-to-treat analysis あるいは intent-to-treat analysis と言い，通常ITT analysis と略称される．Intent-to-treat は文字通りには「治療する

意図」であるが，特に日本語訳はなく，通常 ITT 解析と略される．

ITT 解析の重要性は広く認識されているが，臨床試験の現場では，如何に割り付けられた被験者であっても解析の対象とすることは適切でない場合もある．ICH E9「臨床試験のための統計的原則」によると，①主要な登録基準を満たしていない場合（適格基準違反），②試験治療を1回も受けていない場合，③ランダム化後のデータがない場合は，解析対象から除外することを容認している．それらを除外した集団を「最大の解析対象集団（full analysis set，FAS）」と呼び，これに基づく解析を FAS 解析と言う．考え方は ITT 解析の原則による．

一方，プロトコール通りに試験を完遂した被験者のみを対象とする解析を per protocol set analysis（PPS 解析）と言う．Per protocol set とは，臨床試験実施計画書に適合した集団を意味し，要件として①事前に定められた最低限の試験治療規定を完了していること，②主要変数の測定値が使用可能であること，③登録基準違反などの重大な実施計画書違反がないことを挙げている．なお，主要変数とは通常，主要評価項目あるいは主要エンドポイントと呼ばれ，ICH E9 では主要変数（primary variable）という用語を用いている．

## 6) 出版バイアス（publication bias）

以上，述べてきたように臨床試験の実施に際してはバイアスを避けるようさまざまな工夫がなされている．しかし，試験終了後に臨床試験成績を公表する段階にもバイアスが入る可能性を否定できない．興味ある臨床試験成績を得たらなるべく評価の高い雑誌に論文を発表したいと思うのは当然である．インパクトファクターの高いジャーナルに論文を発表すれば研究者としての評価も高まり，将来の昇進にもよい影響があるかもしれない．

この結果，名だたるジャーナルには世界中から多くの論文が投稿されるが誌面には限りがある．そのため positive な結果を得た研究が受理されやすい傾向にあることは否めない．新しい治療法が従来の治療

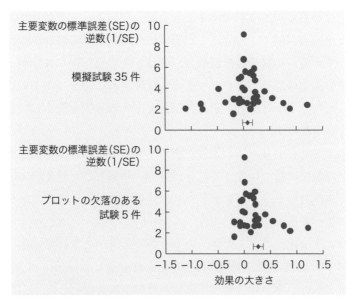

図1-3　Funnel plot
（Sutton AJ: BMJ 2000: 320: 1574-7）

法に比較して優れているという結果であれば医療を変えることになるかもしれない．一方，新しい治療法は従来の治療法と比較して有意な差がないという結果であれば医療は変わらない．したがって，従来よりも優れていると言う結果を得た研究の方が受理されやすくなる．しかし，その陰には論文化されていない多くの論文があるかもしれないのである．

　Funnel plot はこの状況を知るための１つの方策である．Funnel とは，じょうご，漏斗の意である（**図1-3**）[8]．図の上段は「じょうご」の形をしている．横軸は効果の大きさ，縦軸は主要評価変数の標準誤差の逆数をとっている．上段はほぼ左右対称のように見えるが，下段は左下のプロットが欠けている．左は効果が負であることを示し，下は標準誤差の逆数が小さい，すなわち標準誤差が大きいことを示している．標準誤差が大きいということは，多くの場合，サンプルサイズが小さ

い，すなわち小規模試験であることを示している．したがって，左下は，小規模の試験で，対象とした治療法に効果が見られなかったことを示している．小規模臨床試験で，期待した効果が得られなかった臨床試験の論文は然るべきジャーナルに受理されにくかったということもあるだろうし，そもそも研究者が論文化する意欲を失くしてしまうこともあるだろう．

　近年，メタアナリシスの報告が増えてきたが，その多くはすでに出版された論文に基づいていることが多い．対象とした研究論文に出版バイアスがあると，メタアナリシスの結果もまたバイアスのかかったものになってしまう．

　このような状況の下，近年，いくつかの工夫がなされている．2004年に医学雑誌編集者国際委員会（International Committee of Medical Journal Editors, ICMJE）は臨床試験の登録制度を提唱した[2]．ICMJEを構成する 11 誌（Ann Intern Med, JAMA, Lancet, N Engl J Med 他）は臨床試験登録をこれらの雑誌への論文掲載の条件とした．我が国の「人を対象とする生命科学・医学系研究に関する倫理指針」と臨床研究法でも臨床試験の登録を義務づけている．ICMJE がこの声明を発出した時は，ICMJE の求める要件を満たすのは United States National Library of Medicine が運営する登録サイト（www.clinicaltrials.gov）のみであったが，現在はいくつものサイトが認められている（4 章 -5, p87）．

**文　献**

8）Sutton AJ: BMJ 2000；320：1574-7

## 5 仮説の生成と仮説の検証

　臨床試験を行う際は，これから行おうとしている臨床試験が仮説を生成するための試験なのか，それともすでにある仮説を検証するための試験なのかを意識する必要がある．

　仮説の生成のためには必ずしも臨床試験は必要なく，日常診療の中から生まれてくることもある．あるいはすでに報告されている研究，とりわけ観察研究の成績が仮説となることはよくある．

　一方，仮説を検証するためには，臨床試験が有力な方法となる．しかし，疾患や病態によっては臨床試験の実施は困難，ないしは倫理的に許容されないこともあり，その場合は観察研究に頼らざるを得ない．例えば，ある重篤な事象が薬の副作用である可能性が報告された場合，これをランダム化比較試験で検証することは通常許容されない．その場合は，質のよい観察研究によって検証することになる．

　サリドマイドによるアザラシ肢症（フォコメリア，phocomelia）は当初，症例の集積が報告されていたが，原因は明確化されなかった．その後，Lenz は症例対照研究を行い，アザラシ肢症の原因はサリドマイドであることを明らかにした[9]．また，ジエチルスチルベストロールが流産予防のために投与された場合，その妊婦から生まれた女児が二次性徴を迎えた後に膣癌を発症することのあることがわかったが，これも症例対照研究により明らかにされた[10]．

　臨床的な疑問を解決するために行われるさまざまな臨床試験では，仮説の生成と仮説の検証を明確に線引きすることは難しいことが多い．一方，治験ではこの線引きは比較的明瞭である．すなわち，第II相試験では少数の患者を対象に被験薬を投与してその反応を観察する．すなわち前期第II相試験では，薬理作用が認められるか，あるいはどの程度認められるかを見る．ここで効果と安全性について一定の知見が得られると，後期第II相試験に進み，用量反応性を検討する．

これらの第II相試験の結果に基づいてより多くの患者を対象に第III相試験を行う．第II相試験は仮説の生成，第III相試験は仮説の検証と言えるであろう．

　仮説の検証を目的とする臨床試験の場合は，先行する研究から予測される効果の大きさ（例えばプラセボ群との群間差，$\Delta$）とバラツキ（$\sigma$），あらかじめ定めた危険率と検出力に基づいて必要症例数（sample size, $n$）を算出する．通常，危険率（$\alpha$エラー）は5％，検出力（$1-\beta$）は80-90％に設定する．これらから算出される必要症例数に加えて，当該臨床試験の予想される中止・脱落の割合も考慮して必要症例数を決定する．$\Delta$，$\sigma$，$\alpha$，$1-\beta$が決まれば$n$も決まる．これら5つのパラメーターは，4つが決定されると残り1つは決定されるという関係にある．例えば，$\alpha$，$1-\beta$，$\sigma$，$n$が決まれば，検出可能な差$\Delta$が決まる[11]．

　一方，仮説の生成段階の臨床試験では，効果の大きさとバラツキは明確でないため，上記のように症例数を決定することはできないことが多い．この場合，臨床的に予想される効果の大きさと試験の実施可能性から試験の規模を決めざるを得ない．しかし，知見の乏しい段階で行ったRCTにも価値はあり，それまでの臨床経験や使用経験に基づく成績から，ランダム化された，対照と比較可能なデータが得られることは次の段階の研究にとって大きな助けとなる．これが仮説の生成段階の臨床試験の役割であろう．

**文　献**
9) 佐藤嗣道．サリドマイドの催奇形性．薬剤疫学の基礎と実践第3版．ライフサイエンス出版．2021
10) 浦島充佳．ジエチルスチルベストロール．薬剤疫学の基礎と実践第3版．ライフサイエンス出版．2021
11) 浜田知久馬．症例数設計の一般論．https://www.croit.com/wp_croit2/wp-content/uploads/2018/12/14_01.pdf（2021年3月1日アクセス）

臨床研究の分類とスタディ・デザイン

## 1）介入研究（臨床試験）と観察研究

　臨床研究はスタディ・デザインにより分類すると介入研究と観察研究に大別される．1章-2で述べたように，介入研究と観察研究の違いは基本的には割付けをするか否かである．介入研究とは被験者を介入群あるいは対照群に割り付け，介入と健康上のアウトカムの関係を検討する研究である．一方，観察研究とは診療の実態を歪めない形でアウトカムを観察して，アウトカムに影響する因子を検討する研究である．

## 2）介入研究（臨床試験）のデザイン

　介入研究のデザイン上の分類は，どこに焦点を当てるかにより記載方法は異なってくる．**表1-3**に比較的よく見られる分類を記載した．

表1-3　**介入研究（臨床試験）の分類とデザイン**

1　観察研究（observational study）
　A　症例集積研究（case series study）
　B　横断研究（cross-sectional study）
　C　縦断研究（longitudinal study）
　　1）症例対照研究（case-control study）
　　2）コホート研究（cohort study）
　　　a　前向き（prospective）
　　　b　後ろ向き（retrospective, historical）

2　介入研究（interventional study）
　A　比較試験（controlled trial）
　　1）並行群間比較デザイン（parallel group design）：同時対照
　　　a　ランダム化比較試験（randomised controlled trial, RCT）
　　　b　非ランダム化比較試験
　　2）逐次デザイン（sequential design）
　　　a　自己対照（self-controlled）
　　　b　クロスオーバーデザイン（cross-over design）
　　3）外部対照，既存対照（external control, historical control）
　B　比較対照なしの試験（uncontrolled trial）

本書が対象とする臨床試験，すなわち介入研究は比較対照の有無により，比較対照（control）を設ける研究（controlled trial）と比較対照を設けない研究（uncontrolled trial）に分類される．前者の比較試験（controlled trial）の対照には，同時対照（concurrent control），自己対照（self-control），外部対照（external control），既存対照（historical control）がある．また後者として，単群の臨床試験（uncontrolled trial）も行われる．

## ① 並行群間比較デザイン（同時対照）

### a）ランダム化並行群間比較試験

　前後比較である自己対照と異なり，被験者を介入群と比較対照群に割り付ける試験を並行群間比較試験と言い，そのデザインを並行群間比較デザイン（parallel group design）と言う．同時対照とは，当該臨床試験に登録された被験者の中から比較対照を得ることを意味している．

　臨床試験のゴールドスタンダードは，同時対照をとるランダム化並行群間比較試験である．現在，ランダム化比較試験（randomised controlled trial, RCT）と言えば，一般にはこの並行群間比較試験を指すことが多い．我が国の臨床試験では過去には非ランダム化比較試験が行われることも稀ではなかったが，群間の比較可能性を得る上で大きな弱点があり，現在ではほとんど行われなくなってきている．

　医薬品開発の初期段階である第I相試験はRCTではないという記載も以前は散見されたが，現在は同一用量で，例えば実薬に6名，プラセボに3名をランダムに割り付けることが行われ，これもまたRCTの一形態である．

### b）要因配置デザイン（factorial design）

　臨床試験では一般に，1つの薬や1つの治療法をプラセボ，実薬対照あるいは既存の治療法と比較する．要因配置デザインは複数の治療効果を1つの臨床試験で比較することを目的にしている．多くの場合，2種類の治療薬を比較する2×2要因配置デザイン（2×2 factorial design）である（図1-4）．

A薬とB薬の2薬, P (プラセボ)

| | | A薬 | |
|---|---|---|---|
| | | A | P |
| B薬 | B | A+B | B+P |
| | P | A+P | P+P |

図1-4　要因配置デザイン

　A薬とB薬の比較の場合，①A薬と，B薬のプラセボ，②B薬と，A薬のプラセボ，③A薬とB薬いずれも実薬，④A薬とB薬いずれもプラセボ，の4群にランダムに割り付ける．

　A薬の効果は，（A＋B）と（A＋P），（P＋P）と（P＋B）を比較することで評価できる．B薬の効果は，（A＋B）と（P＋B），（A＋P）と（P＋P）と比較することで評価できる．

　要因配置デザインではA薬とB薬の交互作用（interaction）がない場合，A薬とB薬の効果を1つの試験で知ることができ効率的である．しかし，A薬とB薬の交互作用が認められた場合は，試験成績の解釈が困難になる．

　A薬とプラセボの比較試験，およびB薬とプラセボの比較試験の必要症例数がいずれも各群100例の場合，通常の並行群間比較試験ではそれぞれ200例ずつ必要になり，合計400例になる．一方，要因配置デザインを採用すると4群いずれも50例ずつとなり，合計200例の試験でA薬とB薬の効果を検討することができる．

　要因配置デザインでは二重盲検法を採用することが多い．A薬と，A薬と見分けのつかないプラセボ，B薬と，B薬と見分けのつかないプラセボを用意し，それらを組み合わせることで盲検性を維持する．これをダブルダミー法（double dummy technique）と言う．

## ② 逐次デザイン

### a）クロスオーバー試験

　クロスオーバー試験は，例えばＡ薬とＢ薬の２つを比較する場合，第１期にＡ薬を服用した群は第２期にはＢ薬を，また第１期にＢ薬を服用した群は第２期にはＡ薬を服用する．そして，第１期と第２期の間に washout 期間（いずれの薬も服用しない期間）を設けることがしばしば行われる．

　クロスオーバーデザインでは，時期を変えて被験者自身が対照（control）になる．すなわち並行群間比較試験とクロスオーバー試験の基本的な違いは，前者が個体間比較であるのに対し，後者は個体内比較であることである．

　クロスオーバー試験では，１人の被験者について２種類の薬の効果を見ることができ，また個体内比較のため，並行群間比較試験の課題である被験者間の個体差によるばらつきが小さい．この結果，リクルートする必要のある被験者数を減らすことができ，試験の実施可能性（feasibility）の面からは有利であるが，いくつかの制約がある．

　まず，第１期から第２期まで病態が変わらずに安定していることが条件である．したがって，急性疾患は通常，対象にならない．第１期の治療で治癒してしまう場合も対象にならない．また，第１期の治療が第２期に影響しないこと，すなわち持ち越し効果（carry-over effect）がないことも必要である．持ち越し効果を避けるため，第１期と第２期の間にウォッシュアウト期間（wash out period）を設けることがしばしば行われる．クロスオーバーデザインを採用する臨床試験は少ないが，ジェネリック医薬品の生物学的同等性試験は多くの場合，健康成人を対象に，標準的なスタディ・デザインとしてクロスオーバーデザインを採用している．

　クロスオーバー試験は上記の２群２期のみでなく，３種の薬を比較する場合は３群３期になる．なお各群へはランダム割付けを行い，これも RCT の一形態である．

b）自己対照試験

　自己対照試験は，同一被験者内で介入を行った前後で効果を評価する．1章-1で述べたように，「三た」論法にならないよう十分な注意が必要である．

### ③ 外部対照，既存対照

　外部対照，既存対照は当該臨床試験外で得られた対照を指し，いずれも通常は過去に行われた研究成績である．

# 7 エンドポイント

　臨床試験の分野では臨床試験の評価指標をエンドポイントと呼ぶことが多い．英語では N Engl J Med では end point と 2 語，Lancet では endpoint と 1 語で綴っている．ICH E9 Guideline「臨床試験のための統計的原則」では，エンドポイントではなく変数（variable）という用語を使用している．

　臨床試験ハンドブックによると，「エンドポイントという言葉は，もともとは"終点"，すなわち死亡などの重要なイベントの発生，ないしそこまで到達した時間に由来するが，それが一般化され臨床試験の主要な評価項目のことを指す用語になった」と記載されている[12]．

　死亡など，当該臨床試験で主要エンドポイントに規定されたイベントが発生した被験者は臨床試験からは外れる，すなわち at risk からは外れることになる．臨床試験成績の論文を読むと，イベントの発生状況あるいはイベントを起こしていない被験者を表すグラフの横軸に "number at risk" という記載がよく見られる．これは，被験者数から主要エンドポイントに達した被験者数を差し引いた数値である．

　一方，コホート研究等の観察研究では，エンドポイントという用語は使用せず，アウトカム（outcome）と言う．アウトカムという用語は臨床試験でもエンドポイントの代わりに使用されることがある．

　エンドポイントはさまざまな切り口で分類することができる（**表 1-4**）．

**表 1-4　エンドポイントの分類**

- primary endpoint と secondary endpoint
- true endpoint と surrogate endpoint
- short-term endpoint と long-term endpoint
- soft endpoint と hard endpoint
- composite endpoint と single endpoint

表1-5　一次エンドポイントと二次エンドポイント

- primary endpoint
  何を primary endpoint とするかは研究者が決める
  primary endpoint の例
  　降圧薬：開発段階では血圧
  　　　　　市販後では心血管イベント，QOL 等
  　糖尿病治療薬：開発段階では HbA1c
  　　　　　　　市販後では細小血管障害，大血管障害等

- secondary endpoint
  何を secondary endpoint とするかは研究者が決める

表1-6　surrogate endpoint と true endpoint

|  | surrogate endpoint | true endpoint |
|---|---|---|
| 糖尿病 | 血糖，HbA1c | 細小血管障害・大血管障害 |
| 高脂血症 | 血清脂質 | 心血管イベント |
| 高血圧 | 血　圧 | 心血管イベント |

## 1) 一次エンドポイント（primary endpoint）と二次エンドポイント（secondary endpoint）

　一次エンドポイントとは臨床試験の主要評価項目，二次エンドポイントは副次的評価項目である（**表1-5**）．したがって，何を主要評価項目にするか，何を副次的評価項目にするかは臨床試験の目的により研究者が決めることになる．

## 2) true endpoint と surrogate endpoint

　定訳はなく，真のエンドポイント，代替エンドポイントと訳されることが多い（**表1-6**）．例えば，降圧薬なら，降圧療法の目的は血圧を下げることにより心血管疾患の発症・進展を抑制することであるから，降圧は surrogate endpoint であり，true endpoint は心血管疾患となる．糖尿病治療薬では，HbA1c は surrogate endpoint，細小血管障害・大血管症は true endpoint となる．高コレステロール血症治療薬では，

血清コレステロールは surrogate endpoint, 動脈硬化性疾患は true endpoint となる.

　Surrogate endpoint と true endpoint のいずれを一次エンドポイントとするかは臨床試験の目的による. 糖尿病治療薬の製造販売申請を目的とする臨床試験, すなわち治験であれば HbA1c が primary endpoint になる. 一方, 市販後に治療薬が細小血管障害・大血管症の発症・進展を抑制するか否かを検証する場合は, true endpoint である細小血管障害・大血管症が primary endpoint になる.

## 3）short-term endpoint, middle-term endpoint, long-term endpoint

　短期間の治療効果と長期間の治療効果の指標は surrogate endpoint と true endpoint に似ている. 糖尿病治療薬では, 血糖は short-term endpoint, HbA1c は middle-term endpoint, 細小血管障害・大血管症は long-term endpoint, また骨粗鬆症治療薬では, 骨マーカーは short-term endpoint, 骨密度は middle-term endpoint, 骨折は long-term endpoint ということになるであろう.

## 4）ソフトエンドポイント（soft endpoint）とハードエンドポイント（hard endpoint）（表 1-7）

　ソフトエンドポイントとは, 被験者や担当医の意思や判断による, あるいは意思や判断が影響するエンドポイントである. 自覚症状による鎮痛効果, 被験者の主観による QOL（quality of life）はソフトエンドポイントである. また狭心症や一過性脳虚血発作もソフトエンドポイントである. 狭心症が起きている時に医療機関を受診する例は稀で, 一般には狭心症が起きてから医療機関を受診し, 問診等により診断する. 一過性脳虚血発作も同様である.

　一方, 被験者や担当医の意思や判断の入り込む余地のない事象はハードエンドポイントと言う. 例えば死亡, 心筋梗塞, 脳卒中はハー

表1-7　ソフトエンドポイントとハードエンドポイント

- ソフトエンドポイント
  担当医や患者の意思・判断による
  　例　狭心症, TIA, 心不全, 血行再建術, 自覚症状, QOL

- ハードエンドポイント
  担当医の意思の入り得ない, 判断に客観性のある事象
  　例　死亡, 心筋梗塞, 脳卒中, 検査データ

ドエンドポイントである. 臨床検査値もハードエンドポイントである.
　非盲検試験ではソフトエンドポイントを臨床試験の評価指標にすることは避けねばならない. ソフトエンドポイントを評価指標として採用する場合は二重盲検試験にする必要がある.

## 5) 複合エンドポイント (composite endpoint) と単一エンドポイント (single endpoint)

　エンドポイントとしては1つの事象を取り上げるのが基本である. しかし, ある医薬品の治療効果の判断に際し, 1つの事象, 例えば死亡のみを観察することは適切ではなく, さまざまな事象を総合的に評価することが臨床的に求められることがある. 例えば, 高血圧, 糖尿病, 高脂血症の治療について心血管疾患に対する効果を判定するには, 死亡, 心筋梗塞, 脳卒中のいずれか1つを見るのは臨床的に不十分で, これらの総合的効果を見る必要がある. そこで, 死亡, 心筋梗塞, 脳卒中から成る複合エンドポイントを評価指標とすることがしばしば行われる.

　また, 関節リウマチでは活動性の指標としてACR (American College of Rheumatology, 米国リウマチ学会) コアセットが使われている. これは, ①圧痛関節痛 (68関節), ②腫脹関節数 (68関節), ③患者による疼痛評価 (visual analogue scale, VAS など), ④患者による疾患活動性の全般的評価, ⑤医師による疾患活動性の全般的評価, ⑥患者による身体機能評価, ⑦急性期反応物質 (赤沈, CRP), ⑧関節

X線所見，から成る．改善の判定基準として，例えば①と②の項目の20％以上改善，かつ③‑⑦の5項目のうち3項目で20％以上の改善が認められた場合，「ACRコアセット20％改善（ACR20）」とし，抗リウマチ薬の評価として我が国の「抗リウマチ薬の臨床評価方法に関するガイドライン」にも採用されている[13-15]．

　当該治療の全般的効果の把握が複合エンドポイントを採用する本来の主旨であるが，臨床試験実施の観点でも複合エンドポイントには利点のある場合がある．例えば，降圧薬の心血管疾患に対する影響を見る場合，被験者はスタチン系薬や低用量アスピリンをすでに服用していることはしばしばあり，心血管イベントは従来に比べてより起こりにくくなっている．また，日本人では心血管疾患の発症頻度は低い．このような状況下では，単一エンドポイントを主要評価項目にすると必要症例数（sample size）は多く，追跡期間は長くなり，臨床試験の実施可能性は低下することになる．

　また，1つの臨床試験では1つの仮説検定しか行えないため，死亡，心筋梗塞，脳卒中それぞれを主要評価項目とすることはできない．適切な複合エンドポイントを採用することにより，複合エンドポイントの構成要素を個々に比較するという多重比較を回避することができる．

　複合エンドポイントを設ける際は，その構成要素となる各事象の臨床的重要性が大きく異ならないことが条件となる．主に海外で行われてきた心血管イベントに対する影響を見る降圧薬等の試験では，死亡，心筋梗塞，脳卒中といういずれも臨床的に重篤な事象によってのみ構成される複合エンドポイントが多い．一方，我が国ではこれらの3事象に，狭心症，一過性脳虚血発作，冠血行再建術，心不全が加えられた試験が見られた．しかし，これらの臨床的重要性は死亡，心筋梗塞，脳卒中とは異なる．また，非盲検試験（オープン試験）であるにもかかわらず，評価項目を死亡，心筋梗塞，脳卒中のハードエンドポイントに限定せず，ソフトエンドポイントを加えた試験が散見された．これらは臨床試験の信頼性にもかかわるため避けなければならない．

**文　献**

12) 丹後俊郎，上坂浩之編．臨床試験ハンドブック－デザインと統計解析．朝倉書店，2006，p 55

13) 井上和彦，他：RA の維持療法：薬剤選択と有効性の評価．Clin Rheumatol 2006; 18:262-6

14) 近藤啓文：関節リウマチ（ACR コアセット）．日本内科学会雑誌 2002; 91:188-97

15) 薬食審査発第 0217001 号「抗リウマチ薬の臨床評価方法に関するガイドライン」について．https://www.pmda.go.jp/files/000206217.pdf

## 8 プラセボ

### 1) プラセボの意義

　プラセボは，外見は実薬と区別がつかないが，有効成分を含まない．"placebo" はラテン語で "I shall please" という意味で，プラセボは患者の不安や苦痛を和らげるために使われていた．臨床試験では比較対照として使われ，「偽薬」と訳されることが多かった．臨床試験で使われるプラセボは，ある意味では偽薬かもしれない．幸い我が国ではほとんど見ることはなくなったが，現在でも開発途上国では，何が含まれているか不明なものや，有効成分が含まれているにもかかわらず，それを謳わずにある疾患に効くとして売られている例があるそうである．これらが本来の意味での「にせぐすり（偽薬）」である．しかし，placebo の原意に偽薬という意味はなく，最近は「プラセボ」や「プラシーボ」という表記が増えている．ちなみに中国では placebo を「安慰剤」と訳している由で，これは placebo の原意を汲んだ訳と言える．

　薬物による効果（薬効）は，その物質の薬理作用のみならず，薬を投与されているという安心感がもたらす効果も含まれている．これをプラセボ効果（placebo effect）と言い，不安，緊張，不眠などの自覚症状に対しては効果が大きく，これらの薬物の薬効評価にはプラセボを必要とすることが多い．いわゆるプラセボ効果には，薬を投与されているという心理的要因から来る観測値の変化の他に，病態・時間・環境等の変化に由来する自然変動も含まれる（**図1-5**）[16]．

### 2) プラセボを設けない薬効評価の危うさ

　薬効が明確で，効果を客観的に評価し得る薬物は，必ずしもプラセボを対照とする必要はなく，プラセボの使用は倫理的に難しいこともある．

　一方，薬効がマイルドで，とりわけ自覚症状に基づいて評価しなけ

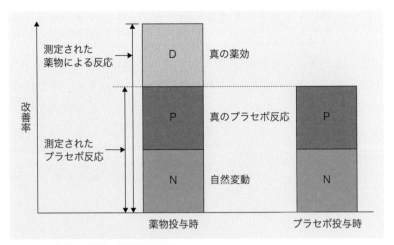

**図 1-5　薬物の効果の構造的理解**
（中野重行．プラセボ学．ライフサイエンス出版．2020 から改変）

ればならない場合は，プラセボが必要となることが多い．薬効がマイルドな薬物の臨床試験で実薬を対照として臨床試験を行った場合，その実薬対照が当該臨床試験でも薬効を発揮していたか否かはわからない．すなわち，仮に当該臨床試験にプラセボ群を設けていたなら，その実薬対照がプラセボよりも優っていたという保証がないことには注意を要する．

　我が国では 1990 年代に脳循環代謝改善薬が認知機能障害に使用されていた．しかし，これらの薬効に関して疑義が提起され，規制当局は 5 種の脳循環代謝改善薬：イデベノン（アバン®），塩酸インデロキサシン（エレン®），塩酸ビフェメラン（セレポート®），ニセルゴリン（サアミオン®），プロペントフィリン（ヘキストール®）について，プラセボを対照とする薬効評価をするよう求めた．その結果，ニセルゴリン（サアミオン®）を除く 4 種の成分についてはプラセボに対する優位性が認められず，市場から撤退することになった．

　これら 5 成分は承認申請のための臨床試験，すなわち治験ではプラセボ対照ではなく，当時，標準薬とされていたホパンテン酸カルシウ

ム（ホパテ®）を対照として臨床試験を行い，その対照と同等の効果があるとして承認されていた．しかし，ホパンテン酸カルシウム（ホパテ®）を対照とする臨床試験ではプラセボ群が設けられておらず，これらの臨床試験でホパンテン酸カルシウム（ホパテ®）やこれらの脳循環代謝改善薬がプラセボよりも優れていたという客観的成績がないまま，有効性が明らかでない薬が承認されたものと思われる．後に行われたプラセボ対照試験では，ニセルゴリン（サアミオン®）を除く4種の成分についてはプラセボに対する優位性が認められず，市場から撤退することとなった[17,18]．

### 3) ヘルシンキ宣言におけるプラセボの位置づけ

　先述のように，薬効が顕著でない場合に，すでに承認された薬を対照として臨床試験を行い，実薬よりも劣っていない場合に，新薬が承認されてきた．しかし，そのような場合はプラセボとの比較が必要であることを過去の事例が示している．しかし，2000年のヘルシンキ宣言のEdinburgh改訂において，第29項にプラセボ使用に関する制約が加えられた．すなわち，「新しい方法は現行の最善の方法と比較されるべきである」と記載されたのである[19]．

　米国FDAのEllenberg & Templeは，プラセボ使用に関する考え方を示し，有効な治療法があるか，実薬対照試験で情報が得られるか，被験者に生命の危険や不可逆的な疾病をもたらすか，上乗せ試験で情報が得られるか，倫理的に許容される短期間の試験でエビデンスが得られるか，いわゆる有効とされる治療は標準薬として広く認められているか，新しい治療法は実薬対照よりも優れている可能性があるか，等を考慮したフローチャートを作成した（**図1-6**）[20]．

　その後，2002年に第29項に注釈が加えられ，証明された治療法のある場合でもプラセボの使用が許容される条件が記載された[19]．ヘルシンキ宣言の条項に注釈がつくのは異例のことであるが，それだけこの問題の難しさを表していると言える．その後，2008年のSeoul改訂

**Note of Clarification on Paragraph 29 of the WMA Declaration of Helsinki** [21]

The WMA hereby reaffirms its position that extreme care must be taken in making use of a placebo controlled trial and that in general this methodology should only be used in the absence of existing proven therapy. However, a placebo-controlled trial may be ethically acceptable, even if proven therapy is available, under the following circumstances:

・Where for compelling and scientifically sound methodological reasons its use is necessary to determine the efficacy or safety of a prophylactic, diagnostic or therapeutic method; or
・Where a prophylactic, diagnostic or therapeutic method is being investigated for a minor condition and the patients who receive placebo will not be subject to any additional risk of serious or irreversible harm.

All other provisions of the Declaration of Helsinki must be adhered to, especially the need for appropriate ethical and scientific review.

〈日本医師会による訳　WMAヘルシンキ宣言第 29 項目明確化のための注釈〉[19]

　WMA はここに，プラシーボ対照試験を行う際には最大限の注意が必要であり，また一般にこの方法は既存の証明された治療法がない時に限って利用するべきであるという立場を改めて表明する．しかしながら，プラシーボ対照試験は，たとえ証明された治療法が存在する時であっても，以下の条件のもとでは倫理的に行ってよいとされる．

・やむを得ず，また科学的に正しいという方法論的理由により，それを行うことが予防，診断または治療方法の効率性もしくは安全性を決定するために必要である場合．
・予防，診断，または治療方法を軽い症状に対して調査している時で，プラシーボを受ける患者に深刻または非可逆的な損害という追加的リスクが決して生じないであろうと考えられる場合．

　ヘルシンキ宣言の他のすべての項目，特に適切な倫理，科学審査の必要性は順守されなければならない．

第 32 項に，従来の第 29 項と注釈を合わせた記載がなされた．

　プラセボ使用に制約が加えられた 2000 年の Edinburgh 改訂では，"The benefits, risks, burdens and effectiveness of a new method should be tested against those of the best current prophylactic, diagnostic, and therapeutic methods" と記載されていたが，2008 年の Seoul 改訂では，should が must に書き換えられている．

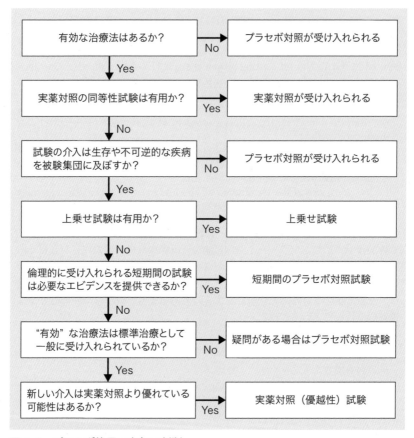

図 1-6　プラセボ使用の有無の判断
（Ellenberg SS, Temple R: Ann Intern Med 2000; 133: 464-70 から作成）

## 文　献

16）中野重行．プラセボ反応．p 97-100．臨床薬理学．医学書院．2003
17）厚生省緊急医薬品情報　https://www.mhlw.go.jp/www1/houdou/1005/h0519-1.html（2021 年 2 月 17 日　アクセス）
18）日医ニュース第 882 号（平成 10 年 6 月 5 日）https://www.med.or.jp/nichinews/n100605b.html（2021 年 2 月 17 日　アクセス）
19）https://www.kamiyacho.org/epi/modules/mod10/Helsinki-J.htm　（2021 年 4 月 19 日アクセス）
20）Ellenberg SS，Temple R: Ann Intern Med 2000; 133: 464-70
21）https://www.wam.go.jp/wamappl/bb11gs20.nsf/0/977e0a0a48697ec34925737e000f5a26/$FILE/20071024_3sankou2.pdf（2021 年 7 月 5 日アクセス）

# 9 PROBE デザイン

　介入研究のゴールドスタンダードはランダム化二重盲検比較試験である．1980 年代後半から PROBE（prospective randomised open blinded endpoint）と呼ばれるデザインが北欧の研究グループにより開発され，まず高血圧治療に関する大規模臨床試験に応用されてきた[22]．PROBE デザインは，ランダム化非盲検比較試験であるが，エンドポイントの評価を盲検化している．ランダム化の目的は，群間の背景因子に偏りがないようにして，群間の比較可能性を得ることである．また，二重盲検は，医師・患者双方がいずれの試験薬が投与されているかがわからないようにして，両者の薬効評価に対する先入観等による評価のバイアスが生じないようにすることを目的にしている．二重盲検比較試験は理論的には優れた方法であるが，医師・患者双方の不安やこれによる抵抗感がある．また，二重盲検試験では公的な医療保険の適用が難しく，臨床試験の費用がかさむという欠点がある．PROBE デザインは，これらの実施上の困難を解決するために工夫されたスタディ・デザインである（**表 1-8**）.

表 1-8　PROBE デザインと二重盲検法の比較

| | PROBEデザイン | 二重盲検法 |
|---|---|---|
| 選択バイアス | な　し | な　し |
| 観察バイアス | | |
| 　医師のバイアス | あり得る | な　し |
| 　患者のバイアス | あり得る | な　し |
| 日常診療との類似性 | 多　い | 乏しい |
| インフォームド・コンセント | 得やすい | 得にくい |
| 費　用 | 安　い | 高　い |
| 実施可能性 | 高　い | 低　い |

（景山 茂：臨床薬理 2003; 34: 297-300）

PROBE デザインにより臨床試験を実施するためには，エンドポイントは，QOL（quality of life）のように主観的評価に基づくソフトエンドポイントは適さず，客観性のあるイベント，すなわちハードエンドポイントであることが条件となる（1章-7，p26）．PROBE デザインは，エンドポイントの評価を盲検化することにより，非盲検試験（オープン試験）の弱点を補うのであるから，エンドポイントの評価は臨床試験の担当医である臨床試験責任医師・分担医師や運営委員会等の臨床試験に関するさまざまな組織からは独立していなければならない．そして，エンドポイントの診断はあらかじめ定められた基準に基づいて行わなければならない．

　PROBE デザインを採用する場合のエンドポイントの条件については，この方法を提唱した論文に，以下のように明確に述べられている[22]．"It is of great importance to select strictly defined and clinically undisputable endpoints in the PROBE study design." すなわち，PROBE デザインで行われる臨床試験のエンドポイントは，エンドポイント委員会が検証可能な事象でなければならない．言い換えれば医師や患者の判断や意思の入り得るソフトエンドポイントは不可で，医師や患者の判断や意思が入り得ない，かつ検証可能な事象，すなわちハードエンドポイントでなければならないことを意味している．すでに述べたように死亡，心筋梗塞，脳卒中，検査データはハードエンドポイントである．一方，PROBE デザインでは，ソフトエンドポイントは採用しないことが原則である．したがって，狭心症，一過性脳虚血発作，心不全による入院，血行再建術，自覚症状，QOL 等は PROBE デザインのエンドポイントには適さない．

　PROBE デザインは北欧のグループの行った降圧薬の臨床試験に使用され，降圧療法に関する有用なエビデンスを提供した．世界初のRCT は英国の MRC が行った抗結核薬ストレプトマイシンに関する臨床試験とされている[23]．これは，ストレプトマイシンとベッド上の安静を比較した試験で，胸部 X 線の読影をする医師 3 人には患者の割

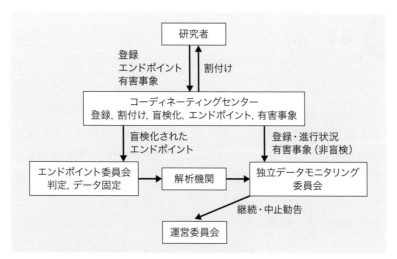

図1-7　**PROBE デザインによる臨床試験実施体制**
（景山 茂：臨床薬理 2003; 34: 297-300）

付けは知らされていなかった．すなわち，エンドポイントの評価者は
盲検化されていたのである．Hansson らが提唱した PROBE デザイン
は，これを現代の臨床試験実施組織を考慮して，実施体制やエンドポ
イントの在り方を明確にしたと言えよう（**図 1-7**）[24]．

**文　献**

22）Hansson L, et al: Blood Pressure 1992; 1:113-9
23）Medical Research Council: Br Med J 1948; 2: 769-82
24）景山 茂：臨床薬理 2003; 34: 297-30

ランダム化比較試験（randomised controlled trial，RCT）では，被験者はランダムに各群に割り付けられる．この意味はすでに述べたように，系統誤差を偶然誤差に転化して，既知あるいは未知を問わず群間に偏りが生じることがないようにして，群間の比較可能性を得ることにある．被験者の数が限られている小規模試験の場合，ランダム化を行っても重要な予後因子に偏りを生じることがある．

臨床試験成績に影響を与える可能性のある因子があらかじめわかっている場合は，その因子，例えば性別，あるいは糖尿病の有無であれば2つのカテゴリーに分ける．また，年齢であれば2-3のカテゴリーに分けることが可能である．それぞれのカテゴリーに分けてランダム化を行う方法を層別ランダム化と言う．層別ランダム化であっても，層別化を行わない単純ランダム化であっても，臨床試験開始時に何番目の被験者はどの治療群に割り付けられるかはあらかじめ決まっており，これを静的割付け（static allocation）と言う．

これに対して臨床試験開始時に割付けを決めず，被験者の登録状況に応じて重要な予後因子に群間の差を生じないよう強制的に割付けを決める方法が最小化法であり，動的割付け（dynamic allocation）とも言われる[25]．

具体例を示すと，ある臨床試験における重要な予後に影響を与える因子は性別と糖尿病であるとする．1例目の被験者は男性で糖尿病がある．この被験者はランダム化されてA群に割り付けられた．2例目は男性で糖尿病はない．A群は，男性1名，糖尿病なしは0名，すなわち1＋0＝1である．B群は，男性0，糖尿病なしも0で，0＋0＝0である．したがって，2例目はB群に割り付けられた．これまでの6例が登録と割付け後，7例目が女性で糖尿病がある場合を考える（表1-9）．A群は，女性1名，糖尿病あり2名で，1＋2＝3である．

表1-9　最小化法の例

|  |  | A群 | B群 |
|---|---|---|---|
| 予後に影響を与える因子 |  |  |  |
| 性 | 男性 | 2 | 2 |
|  | 女性 | 1 | 1 |
| 糖尿病 | あり | 2 | 1 |
|  | なし | 1 | 2 |

一方，B群は，女性1名，糖尿病あり1名で，1＋1＝2であり，B群の方が小さいため，7例目はB群に割り付けられることになる．以後の被験者でも同様の手順で割り付けていくが，A群とB群が同数であれば，その被験者はランダム割付けされる．

このように最小化法では確率論的なランダム割付けではなく，予後に影響を与える因子の群間差を小さくするよう，いずれかの群に強制的に割り付けるという決定論的な割付けを行っている．そこで，現在は，最小化法によるとA群に割り付けられる場合も全例をA群に割り付けるのではなく，例えば80％の確率でA群に割り付けるというひと手間をかけて，割付けに確率論的な要素が入る工夫がなされている．

最小化法による割付けを行った臨床試験は厳密な意味ではRCTとは異なるが，上記のような工夫がなされていることもあり，現実にはRCTとして扱われていることが多い．

**文　献**
25）Taves RD: Clin Pharmacol Ther 1974; 15: 443-53

## 11 割付けの隠蔽 (allocation concealment)

CONSORT 声明では，RCT の結果を報告する時に含まれるべき項目のチェックリストを掲げている（5 章 -6，p106，表 5-5）．その項目の 1 つが，ランダム化の際の割付けの隠蔽である．津谷は，「日本語で『隠蔽』と訳される concealment とは，ランダム化が崩れないよう，臨床試験において介入を与える人に random sequence が知られないことを指す用語」としている [26]．

ランダム化の手順や方法がわかってしまうと，試験担当医は，その患者にとって望ましいと自らが考える治療法に割り付けられるよう，症例登録の順番を変えてしまうかもしれない．過去には封筒法という方法が行われていた．これは，臨床試験の参加施設あるいは担当医に，番号を記して封印された封書を事前に渡しておき，担当医は 1 番から順にその封書を開封し，中の書類に記載された治療を被験者に行うという方法である．正しく行えば問題ないが，開封前に封書の中身が見えたり，事前に開封したりして，担当医が患者にとってより適切と考える治療になるよう登録順を変えることも不可能ではない．そのような場合はランダム化が行われたとは言えなくなってしまう．

一例として，ある抗がん薬について，封筒法による臨床試験の施設ごとの実薬（A）とプラセボ（P）の割付け（図1-8）[27] では，最上段の施設では被験者は全員，実薬に割り付けられ，担当医は実薬が出るまで封筒を破り続けたとされている．上の方に記載のある施設では実薬が圧倒的に多い．そこで，下の方に記載のある幹事施設では被験者をプラセボに多数割り付け，最終的に実薬群 40 例，プラセボ群 41 例と帳尻を合わせたということである [27, 28]．これではランダム割付けでないことは容易に推察される．

現在では，information and communication technology の進歩によって，IVRS（interactive voice response system）や IWRS（interactive web

| 治療法の分類 | | |
| --- | --- | --- |
| AAA AAAAA | 6 | |
| A | 5 | |
| AA AAAAA AAAAA | 10 | PPPP |
| AAAA | 9 | PPP |
| AAAAA | 3 | PPPPP |
| AA | 1 | PP |
| A | 12 | P |
| | 7* | |
| AAAAA | 8 | PPPPP PP |
| A | 2* | PPPPP PP |
| A | 11 | PPPPP PPPPP |
| | 4* | PP |
| 40 | | 41 |

中央の数字：施設番号　*幹事施設

**図1-8　封筒法による不適切な割付け**
（津谷喜一郎：薬効評価と情報の役割. 薬学図書館 1993; 38: 145-56）

response system）で割付けを行うことが増え，封筒法を採用した時のような割付けの隠蔽の破綻は起こらなくなっている．しかし，単一施設で行う小規模の臨床試験ではIVRSやIWRSの採用は難しい例が多く，そのような場合は割付けの隠蔽が崩れないよう十分に配慮する必要がある．

**文　献**
26）抗血栓療法トライアルデータベース．EBMにおけるエビデンスの吟味．https://www.ebm-library.jp/att/guide/guide_b01.html（2021年1月6日アクセス）
27）津谷喜一郎：薬効評価と情報の役割. 薬学図書館 1993; 38: 145-56
28）津谷喜一郎：CONSORT声明．臨床薬理 2009; 40: 105-10

# 12 交絡（confounding）と交互作用（interaction）

　交絡と交互作用は全く異なるものであるが，時に混同されていることがある．交絡とは偏り，つまりアウトカムに影響する因子に群間の不均衡があり，誤った結果を導く可能性がある．例えば，新薬群に軽症例が多く割り付けられ，対照群に重症例が多く割り付けられ，結果として新薬が対照薬よりも優れているように見える場合がある．このような現象はRCTの場合，ランダム化が適切に行われ，ランダム化の隠蔽（concealment of randomisation）が保たれ，かつ登録症例数がある程度以上であれば，起こることはまずない．

　一方，交互作用は事実である．例えば，高齢者では新薬が効き，若年者では対照薬が効いたというように治療効果の方向性が異なる場合（質的交互作用）や，高齢者と若年者とで方向性は変わらないが，治療効果の大きさが異なる場合（量的交互作用）がある[29]．これらは層別解析により明らかになり，試験成績として報告して考察すべき事柄である．

　ここで言うinteractionはstatistical interactionであり，交互作用と訳されている．一方，医学・生物学ではinteractionは相互作用と訳される．例えば，drug interactionは薬物相互作用と訳される．

文　献
29）松山 裕．治療と共変量の交互作用．丹後俊郎，上坂浩之編．臨床試験ハンドブック．p561．朝倉書店．2006

　臨床試験では被験者の割付けが行われるが，そのほとんどは特段の理由がない限りランダム割付けである．ランダム割付けを行うことにより，既知の因子のみならず未知の因子についても群間の偏りを排除でき，もって群間の比較可能性を得ることができる（1章-3）．したがって，臨床試験，すなわち介入試験で得られた成績の信頼性は高い．EBMではエビデンスのレベル（level of evidence）を重視しているが，最上位には臨床試験のメタアナリシス，次いで臨床試験が位置づけられている．一方，割付けを行わない観察研究のエビデンスのレベルは介入研究より低く位置づけられている（表1-10）．ただし，このようにエビデンスのレベルをあまりに画一に設定することについては近年，異論もあり，反省の時期にきている．

　RCTにより得られた成績は症例集積研究等の観察研究により得られた成績よりもエビデンスとしての信頼の高いことが多い．症例報告や症例集積研究は仮説の生成段階のことが多く，一方，臨床試験は仮説の検証を目的としていることがしばしばである（1章-5，p17）．もちろん，臨床試験も探索的な段階では仮説の生成であるが，ランダム化された上での成績という貴重な情報を提供することとなる．

表1-10　エビデンスのレベル

| | |
|---|---|
| 1 | ランダム化比較試験のメタアナリシス |
| 2 | ランダム化比較試験 |
| 3 | 非ランダム化比較試験 |
| 4 | コホート研究 |
| 5 | 症例対照研究 |
| 6 | 症例集積研究 |
| 7 | 症例報告 |
| 8 | 専門家の意見 |

しかし，臨床試験にも限界がある．臨床試験では，母集団から被験者をランダムに抽出することは行われておらず，得られた臨床試験成績の外的妥当性には限界のあることは常に考慮しなければならない．

臨床試験の限界は，新薬の承認申請のための資料収集を目的に行われる治験を例にとるとわかりやすい．治験の限界を表す言葉には，以下の「5 つの too（five too's）」がある[30]．

### ① too few

「5 つの too（five too's）」の論文が報告された当時，米国において治験の総被験者数は 2,000 人未満であった．例えば 10,000 人に 1 件の副作用を 95％の確率で検出するにはおよそ 30,000 人の被験者が必要となる（3 の法則，rule of three）[31]．そのような稀な副作用を市販前に検出することは困難である．

### ② too simple

治験段階では薬効評価のために，複雑な病状の患者や薬物療法を受けている患者は除外される．

### ③ too median-aged

極端な若年者や高齢者は，治験ではめったに組み込まれない．

### ④ too narrow

治験では被験者の適応は明確に決められている．一方，いったん市販されるとリスク / ベネフィット比の全く異なる病態にも使用される．

### ⑤ too brief

年余にわたって使用した後に出現する副作用や，1 回の使用後，副作用の誘導に長期を要する副作用（例：ジエチルスチルベストロールによる膣がん）を市販前に知ることは困難である[32]．

治験においては，治験薬の有効性と安全性を適切に評価する方法論が採用されている．しかしながら，治験における有効性と安全性の評価には，①副作用には稀に生ずる低頻度の事象があること，②副作用が発現するまでに長期間を要することがあること，③病態，併発疾患，

あるいは他の投与されている薬物との相互作用があること等により，治験段階で安全性を把握することには自ずと限界がある．これを端的に表す語として 5 つの too（five too's）を Rogers は挙げた[30]．

　治験中の副作用の把握に関する限界を示す 5 つの too（five too's）は，治験以外の一般的な臨床試験についても当てはまる場合が多い．例えば，試験期間については，臨床試験の登録期間が長い場合，一部の被験者については 10 年近くフォローアップされていることもあるが，これは稀で，一般には被験者の観察期間は長くても 5 年程度のことが多い．一方，生活習慣病のような慢性疾患では同一薬による治療は 10 年，20 年にも及ぶが，このような長期の治療効果を臨床試験により検証することは非現実的であり，試験期間は "too brief" と言える．市販後の医薬品を使用した治療の真のエンドポイント（true endpoint）を検証する臨床試験も，"too simple"，"too median-aged"，"too narrow" に該当することが多い．

**文　献**
30）Rogers AS: Drug Intell Clin Pharm 1987; 21: 915-20
31）景山 茂．薬剤疫学の基礎と実践 第 3 版．p297. ライフサイエンス出版．2021
32）浦島充佳．薬剤疫学の基礎と実践 第 3 版．p11. ライフサイエンス出版．2021

# 14 決定論と確率論

　薬効評価では，「薬を服用した，病気が治った，だから薬が効いた」という「三た」論法の危うさについてはすでに述べた（1 章 -1，p2）．19 世紀中頃までは医学・生物学で観察される事象は物理化学的現象と異なり，不可思議な力である「生命力」によって決定されるとの生気論が幅を利かせていたと言う．フランスの生理学者 Claude Bernard（1813-1878 年）は 1865 年，名著「実験医学序説」で，医学・生物学で観察される事象も実験条件を一定にすれば繰り返し同じ結果が得られるという決定論の思想を提唱した．「実験医学序説」と言うと，「実験室に入る時は，学説という上着を脱がねばならない」云々の下りが我が国ではあまりにも有名であるが，「実験医学序説」で繰り返し述べられているのは決定論である[33]．

　決定論は生命科学にも当てはまることは論を俟たないが，臨床試験で観察される事象は決定論的ではなく，確率論的である．我々が臨床試験で観察する事象は，既知や未知の変動要因によりばらついてしまう．そこで，これまで述べてきたスタディ・デザインの工夫や統計学が必要になってくるのである．現代の統計学は農事試験において生まれた．その後，工業分野でも統計学は必要とされていたが，近年の目覚ましい技術革新により成果のばらつきはなくなり，統計学の出番は少なくなったと聞いている．

　サイエンスとしては，変動要因があるからスタディ・デザインを工夫するということだけでなく，如何にして変動要因を失くすかの工夫が必要であろう．遺伝子研究の進歩は医学・生物学で観察される確率論的事象を決定論的事象にすることが期待された．遺伝子と，これによってコードされるアミノ酸とは決定論的な関係にある．さまざまな遺伝子多型の発見はいくつかの事象の解明に貢献した．しかし，多くの生活習慣病では 1 つの遺伝子多型のみにより疾患や病態が決定され

ることはむしろ稀で，多因子が関与する例が多く，現在のところ遺伝子研究の成果の臨床試験への貢献は限定的である．

　こうした中で，消化性潰瘍治療薬であるプロトンポンプ阻害薬とH.Pylori の除菌の関係は興味深い．プロトンポンプ阻害薬の多くは薬物代謝酵素 CYP2C19 により代謝される．日本人では，CYP2C19 の活性が低い poor metabolizer の頻度はおよそ 20 ％で，poor metabolizer ではプロトンポンプ阻害薬の血中濃度は，活性が高い extensive metabolizer の数倍に達する．この分野の初期の研究では，extensive metabolizer による H.Pylori の除菌率は 30 ％程度であるが，poor metabolizer では 100 ％の除菌率が得られると報告された [34]．薬物療法にもようやく決定論的な事象が観察されるようになったかに見えた．しかし，その後，除菌に用いる抗生物質に対する耐性菌の出現により，poor metabolizer においても徐菌率は 100 ％ではない由である．臨床の現場には何と変動要因の多いことであろうか．

　臨床研究は確率論的事象を対象とし，一方，基礎研究は決定論的事象を対象としている。臨床研究と基礎研究とはパラダイムが違うという認識が，臨床研究を適正に実施するためには不可欠である．

**文　献**
33）クロード・ベルナール著．三浦岱栄訳．実験医学序説．岩波書店
34）Furuta T, et al.: Ann Intern Med 1998; 129:1027-30

# 第 2 章

# 臨床研究の歴史

臨床試験，すなわち介入研究の歴史は古く，1747年にまで遡る．しかし，当時は臨床試験やスタディ・デザインという概念があった訳ではなく，現代的な意味での臨床試験は1948年に British Medical Journal に報告された，英国の Medical Research Council（MRC）により行われた抗結核薬ストレプトマイシンに関する研究を嚆矢としている．以下に，介入研究に限らず milestone となった主な疫学研究・臨床研究について述べる．

## 1  草創期の疫学研究・臨床研究

### 1）James Lind による壊血病の研究 [1]

　一般に介入研究の嚆矢とされているのは，英国海軍軍医（Scottish Naval Surgeon）James Lind（1716-1794）による壊血病の研究である．16-17世紀，船員の間に壊血病が広がって問題になっていた．彼は，壊血病の原因は体の腐敗によると考え，1747年，壊血病を発症した12人の船員を6グループに分け，食事は同一にして6種類の飲料を与えた．

　グループAにはリンゴ果汁飲料（cider）1クォート（1クォートは約0.95リットル），グループBには硫酸エリキシル25滴（エリキシルとは甘味や芳香のあるエタノールを含む水薬），グループCには食用酢6匙，グループDには海水0.5パイント（1パイントは0.57リットル），グループEにはオレンジ2個とレモン1個，グループFにはスパイスの効いたペーストと大麦湯（barley water）を与えた．大麦湯とは大麦の煎じ汁に味つけした飲み物である．オレンジとレモンを与えられたグループEの壊血病は改善した．この研究は1747年に行われたが，当時はビタミンという概念はなく，この研究はすぐには理解されなかった．その後，1794年にインド航路の船員にレモンが供されて壊血病の発症がなかったことから，壊血病の予防にレモンが有効で

あることが認識された.

## 2）John Snow によるコレラの研究 [2]

　1850 年代にロンドンにおいてコレラが流行した時に行われた John Snow（1813-1858）の研究が近代科学としての疫学研究の嚆矢とされている．19 世紀に入りコレラが世界に蔓延するようになった．当時，コレラは空気伝染するとして恐れられていたが，John Snow はコレラの発生地域において感染者の地図を作製し，コレラの発生と，給水源との関係に気づいた．この研究により，コレラは飲料水を介して伝播することを明らかにし，コレラの蔓延を防いだ．この研究はコレラ菌の発見に先立つこと 30 年であった．

## 3）高木兼寛による脚気の研究

　明治時代初期，我が国では脚気は頻度の高い疾患であった．海軍練習艦「龍驤（りゅうじょう）」は 1882 年，東京を出港し，太平洋を 1 周する航海に出て，272 日を要した．この間，乗員 376 名のうち 169 名に脚気が発生し，25 名が死亡した．1883 年当時，海軍兵士の総員は 5,346 名であったが，脚気患者は 1,236 名に上り，大きな問題になっていた．海軍軍医であった高木兼寛（たかきかねひろ）（1849-1920）は，脚気の成因を明らかにするため海軍兵士について，脚気の発生場所，出身地，居住地，食事，衣服，飲酒，喫煙等々について，綿密な調査を行った [3-5]．しかし，衛生面で原因を特定することはできず，高木は海軍兵士の栄養に欠陥があるという仮説に辿り着いた．当時の衛生学の教科書によると，蛋白質と炭水化物の摂取比を示す窒素と炭素の比は 1：15 が適正であるのに対し，当時の海軍兵士の摂っていた食事の窒素：炭素比は 1：28 であった．練習艦「龍驤」の兵士の食事は，白米，切り干し大根，味噌汁等であった（図 2-1a）．そこで，高木は練習艦「筑波」を借り受け，乗員の食事を窒素：炭素比が 1：15 になるよう，食事内容をパン，ビーフステーキ，ミルク，ビスケット等に変え（図 2-1b），「龍驤」と同じ航路を辿ら

## a)「龍驤」の通常兵食

白米, 切り干し大根, わかめのみそ汁, 漬物, 梅干し

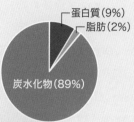

| 窒素：炭素 ≒ 1：28 | | | |
|---|---|---|---|
| 熱量(kcal) | 蛋白質(g) | 脂肪(g) | 炭水化物(g) |
| 2,901 | 64.6 | 11.5 | 608.8 |

蛋白質(9%)
脂肪(2%)
炭水化物(89%)

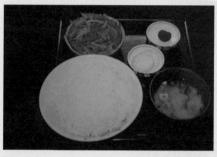

## b)「筑波」の改善食

山型パン, 牛肉ステーキ, 人参, じゃがいも, レモン, わかめの酢物, 煮豆, ビスケット, コンデンスミルク

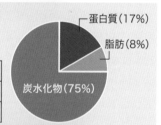

| 窒素：炭素 ≒ 1：15 | | | |
|---|---|---|---|
| 熱量(kcal) | 蛋白質(g) | 脂肪(g) | 炭水化物(g) |
| 4,520 | 163.2 | 82.1 | 724.4 |

蛋白質(17%)
脂肪(8%)
炭水化物(75%)

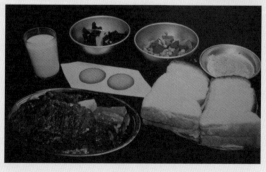

## 図 2-1　海軍練習艦の食事

作成 グラフと表：東京慈恵会医科大学史料室(当時)中村 茂氏
　　　写真：東京慈恵会医科大学附属病院栄養課課長(当時)柳井一男氏
　　　（東京慈恵会医科大学図書館資料 Monthly Announcement 2003 35(8):6）

せた．この食事に変更したところ，1884年2月3日から11月16日までの287日の航海で，乗員333名中，脚気患者14名，死者は0であった．当時は，パンやビーフステーキ等の西洋の食事に馴染めず，与えられた食事を捨ててしまった兵士がいたため，これらの兵士に脚気が発生したとされている．

高木は，この実験航海の結果に基づき，脚気の原因は当時陸軍が主張していた感染症ではなく，栄養の欠陥によると結論づけた．海軍では直ちに食事の改善を行い，翌年から脚気は見られなくなった．一方，陸軍は高木の主張を認めず，従来通り白米の日本食を給し続けた．高木の実験航海から10年後の日清戦争（1894-1895）では陸軍の脚気による死者は約4,000名に上り，戦死者977名の4倍であった．さらにその10年後の日露戦争（1904-1905）においても陸軍は従来の食事にこだわり，陸軍の総動員数110万人のうち，戦死者約4万7千人に対して，脚気患者は約21万人，脚気による死者約2万8千人という悲惨な結果であった[5]．

高木の研究は，現代のスタディ・デザインに当てはめると，「龍驤」を既存対照とする「筑波」による介入試験と解釈される．また，割付けは兵士という人ではなく，「練習艦」を割り付けるというクラスター割付けであり，サンプルサイズは1である．

James Lindによる壊血病の研究はビタミンCの発見より遥かに前であった．John Snowによる，飲料水からコレラが感染することを明らかにした疫学研究はコレラ菌の発見の前であった．また，高木兼寛による脚気の研究もビタミンB1の発見の前で，この研究成果がビタミンB1の発見に寄与したとされている．このように疫学研究は，病因が物質や細菌としてとらえられる前に，疾病の予防に役立ち，かつ病因について重要な示唆を与え，その後の基礎研究による病因解明に寄与している．

ところで，南極にはビタミン学者の名にちなんだ地名があり，その1つがTakaki Promontory（高木岬，南緯65度33分，西経64度14分）である．英国南極地名委員会は，南極大陸の南極半島に著名なビタミン

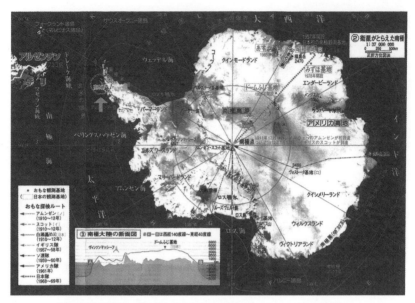

図 2-2　南極大陸地図に明記された Takaki Promontory（高木岬）
(https://www.jikei-doso.jp/news.php?_w=News&_x=detail&news_id=315)

学者の名を冠した地名を命名した[6]．それらは，Eijkman Point, Hopkins Glacier, Funk Glacier, McCollum Peak，および Takaki Promontory（高木岬）である（図 2-2）．Eijkman と Hopkins は 1929 年，高木兼寛の没後 9 年にノーベル生理学医学賞を受賞している．

**文　献**
1) James Lind Library　https://www.jameslindlibrary.org（2021 年 2 月 15 日アクセス）
2) 丹保憲仁．水と疾病．藤原元典，他編．総合衛生公衆衛生学．p294-5. 南江堂．1985
3) 松田 誠．高木兼寛の医学．笹氣出版株式会社．1986
4) 吉村 昭．白い航跡（上・下）．講談社文庫．1994
5) 大いなる航海 軍医高木兼寛の 280 日．テレビドキュメンタリー作品．ライフサイエンス出版 / 日本科学映像協会．2003
6) https://www.jikei-doso.jp/news.php?_w=News&_x=detail&news_id=315（2021 年 7 月 4 日アクセス）

# 2 現代の臨床試験の始まり

## 1) Medical Research Council（MRC）によるストレプトマイシン研究

　世界で最初に行われたランダム化比較試験（randomised controlled trial, RCT）は，1948 年の British Medical Journal に報告された，MRC によるストレプトマイシンとベッド上安静を比較した試験とされている（**表2-1**）[7].

　被験者の選択基準は，①最近発症したと思われる急性進行性両側肺結核，②細菌学的に確認されていること，③虚脱療法の適応のないこと，④年齢は 15-25 歳（後に 30 歳まで延長），であった．107 名の患者をストレプトマイシン治療群 55 名とベッド上安静群 52 名にランダムに割付けた．ストレプトマイシンは 1 日 2 グラムを 4 回に分け，6 時間ごとに投与した．ストレプトマイシン治療は当初 6 ヵ月の予定であったが，当時の米国および英国の治療成績から 4 ヵ月に短縮された．観察期間は両群ともに 6 ヵ月であった．6 ヵ月後，死亡はストレプトマイシン群では 4 名（7％），ベッド上安静群では 14 名（27％）であった．胸部 X 線所見の著明改善はストレプトマイシン群 28 名（51％）

表 2-1　入院時と比較したストレプトマイシン治療 6 ヵ月後の所見

| X線所見 | ストレプトマイシン群(%) | 対照群（%） |
|---|---|---|
| 著明改善 | 28（51） | 4（8） |
| 中等度-軽度改善 | 10（18） | 13（25） |
| 変化なし | 2（4） | 3（6） |
| 中等度-軽度悪化 | 5（9） | 12（23） |
| 著明悪化 | 6（11） | 6（11） |
| 死　亡 | 4（7） | 14（27） |
| 計 | 55（100） | 52（100） |

（Medical Research Council: Br Med J 1948; 2: 769-82）

に対してベッド上安静群では4名（8%）であった（**表2-1**）.

　この臨床試験では胸部X線所見の判定を担当した3人の医師は，患者の割付けを知らされずに判定した．すなわち，判定医の先入観によるバイアスを避けるために，1章-9で述べたPROBEデザインの考え方がすでに採用されていたのである．

**文　献**
7) Medical Research Council: Br Med J 1948; 2: 769-82

# 3 真のエンドポイント（true endpoint）を検証した臨床試験

　慢性疾患治療薬では効果と安全性が認められると製造販売承認が得られる．この場合の効果とは，降圧薬であれば降圧，糖尿病治療薬であれば血糖あるいは HbA1c の低下により判断されるが，これらは慢性疾患治療の surrogate marker であって，果たして治療本来の目的である合併症の発症進展の予防，寿命の延伸に寄与しているか否かは明らかではない．1960 年代以降，慢性疾患治療における真のエンドポイントの検証が行われるようになった．

## 1）Veterans Administration Cooperative Study [8]

　拡張期血圧が 115-129 mm Hg および 90-114 mm Hg の高血圧患者を対象に，ヒドロクロロチアジド，レセルピン等の降圧薬とプラセボを比較する 2 つの臨床試験が 1960 年代後半に行われた．降圧薬治療群ではプラセボ群に比べて心血管疾患が有意に減少した．高血圧患者を対象に降圧薬とプラセボを比較し，降圧療法は降圧という surrogate marker を改善するのみならず，心血管疾患の発症を抑制できることを示した．

## 2）UGDP（University Group Diabetes Program）研究

　2 型糖尿病患者 1,027 名を対象にインスリン，トルブタミド（スルホニル尿素類のプロトタイプ，現在は市販されていない）と，プラセボの比較が行われた．その結果，追跡期間 5 年以上で，トルブタミド群はインスリン群とプラセボ群に比べて全死亡および心血管死亡が有意に多いことが示された（図 2-3）[9]．これらの群よりも 18 ヵ月間遅れて，フェンホルミン（ビグアナイド類，現在は市販されていない）群が追加されたが，フェンホルミン群も同様に死亡率が高かった．

　この試験ではトルブタミドの用量が 1 日 1,500 mg に固定されており，日常診療とはかけ離れた治療法である等の批判があった．しかし，

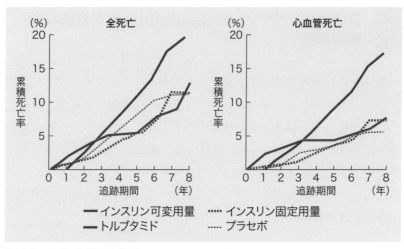

図2-3　UGDP 研究の結果
（Meinert CL, et al: Diabetes 1970; 19:suppl: 789-830）

血糖を改善すること，すなわち surrogate marker を改善することは必ずしも治療の本来の目的を達成していないことを示した．言い換えれば真のエンドポイントと代替エンドポイント（surrogate endpoint）が乖離する場合があるということを示した最初の研究である．なお，1997 年に報告された UKPDS（UK Prospective Diabetes Study）33 と34 により，スルホニル尿素類とビグアナイド類の有効性が確認され，UGDP 研究によるスルホニル尿素類とビグアナイド類の不安は払拭されたというのが一般的な見解である[10, 11]．ただし，UGDP 研究とUKPDS では時代が異なるため，用いられたスルホニル尿素類とビグアナイド類の薬剤は異なっている．

## 3) CAST（Cardiac Arrhythmia Suppression Trial）

　心筋梗塞後の心室性不整脈患者 1,498 名を対象に Ic 群（Vaughan Williams 分類）の抗不整脈薬フレカイナイドとエンカイナイドの効果をプラセボと比較した．フレカイナイド群とエンカイナイド群におい

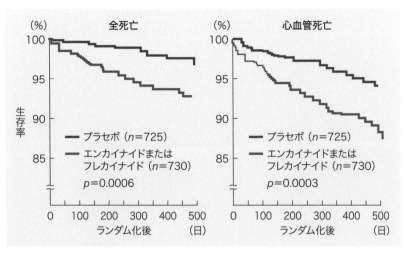

図 2-4　CAST の結果
（The Cardiac Arrhythmia Suppression Trial（CAST）Investigators: N Engl J Med 1989; 321: 406-12）

てプラセボ群よりも死亡率が高いことが示された（**図 2-4**）[12]．この臨床試験成績が報告されてから不整脈治療に関する考え方が変わり，抗不整脈薬の使用量が減少した．

　UGDP 研究と CAST は，慢性疾患の治療では治療効果を示す surrogate marker と真のエンドポイントが乖離することがあることを示した重要な研究である．

**文　献**
8) Veterans Administration Cooperative Study Group on Antihypertensive Agents: JAMA 1967; 202: 1028-34
9) Meinert CL, et al: Diabetes 1970; 19（suppl 2）: 747-830
10) UK Prospective Diabetes Study（UKPDS）Group: Lancet 1998; 352: 837-53
11) UK Prospective Diabetes Study（UKPDS）Group: Lancet 1998; 352: 854-65
12) The Cardiac Arrhythmia Suppression Trial（CAST）Investigators: N Engl J Med 1989; 321: 406-12

# 第 3 章

# 臨床試験の目的と種類

# 優越性試験，非劣性試験，同等性試験

　我々は，仮説検定により帰無仮説を棄却することはでき，仮説が棄却された場合，群間に差があると言える．一方，棄却できなかった場合は，群間に差がないことを積極的に言える訳ではない．そこで，優越性試験に加えて非劣性試験や同等性試験の方法論が考えられた．

## 1）優越性試験

　優越性試験は，被験薬，例えば新薬が既存の標準薬あるいはプラセボよりも優れていることを検証する臨床試験である．

　「新薬は既存の標準薬（あるいはプラセボ）と比較して差がない」という帰無仮説を検証するに際して，対立仮説は「新薬は既存の標準薬（あるいはプラセボ）と比較して差がある」となる．すなわち，帰無仮説は否定したいことであり，対立仮説は主張したいことと言える．

　優越性試験は医薬品に関する臨床試験の基本であり，一般的に行われている試験である．

## 2）非劣性試験

　非劣性試験は，ある介入行為が対照となる行為よりも，許容される限界（非劣性マージン）より劣っていないことを示す試験である．

　例えば，新薬の有効性は標準薬と同程度でも，副作用が少ない等，臨床的に優れた点があれば，開発に値することがある．あるいはプラセボを対照として使用することが倫理的に困難な場合，新薬は既存薬よりも許容される限界（非劣性マージン）より劣っていないことを示す試験が行われる．この場合，帰無仮説は「新薬は既存薬よりも（非劣性マージンを 10% とすると）10% 以上劣っている」であり，対立仮説は「新薬は既存薬より 10% 以上劣っていない」となる．非劣性マージンは臨床的に判断して決める．

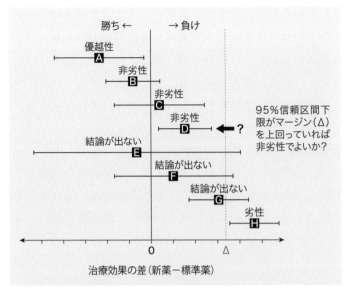

図 3-1　95%信頼区間を利用した優越性と非劣性の評価
（Piaggio G, et al: JAMA 2012; 308: 2594-604, 折笠秀樹：日本医事新報2014;
　4706: 46-9）

　新薬等の被験薬と，標準薬等の対照薬との差の 95 ％信頼区間
（confidence interval，CI）を示すと，優越性と非劣性の状況を理解し
やすい（図 3-1）[1,2]．

　対照とする標準薬の治療効果（effect size）が大きく，非劣性試験に
おいてプラセボ群がなくても，その臨床試験において標準薬の効果が
あることが自明であれば問題ないが，治療効果が比較的小さい治療法
の場合，当該非劣性試験における標準薬の効果は果たしてプラセボよ
りも優っていたかどうかは明らかでない．被験者集団の特性により，
標準薬は効果を発揮していないことがある．しかし，当該臨床試験に
おいては新薬の標準薬に対する非劣性が検証されると，新薬は有効と
見なされる恐れがあることには十分な注意が必要である．我が国では，
脳循環代謝改善薬について苦い経験がある（1 章 -8，p31）．

　一方，降圧薬のカルシウム拮抗薬は治療効果が大きく，主に 1990

年代にいくつものカルシウム拮抗薬が，すでに市販されていたニフェジピンあるいはニカルジピンを対照とした試験が行われ，多くは対照薬と有意差がないという結果を得て承認されたが，問題は生じていない．また，スタチン系薬の場合も，すでに市販されていたプラバスタチンを対照薬として治験が行われ，いくつかの新たなスタチン系薬が承認されたが，これもまた問題はなかった．

　治療効果が明確な医薬品の場合は実薬対照でも差しつかえないことが多く，この場合，プラセボを対照とすると倫理的な問題が生じることがある．しかし，治療効果が必ずしも明確でない場合はプラセボ対照が必要である．抗うつ薬の開発では現在，被験薬の他に，実薬とプラセボの2群を設けることが行われている．

### 3) 同等性試験

　後発医薬品（ジェネリック医薬品）の先発医薬品に対する同等性を示す目的で行われる生物学的同等性試験では，2群2期のクロスオーバー試験が行われ，以下の基準が採用される．経口投与される医薬品では，最高血中濃度（Cmax）と血中濃度下面積（AUC）を指標として，試験製剤と標準製剤（先発医薬品）の血中未変化体のCmaxおよびAUCの対数変換値の平均値の差の90％信頼区間が $\log(0.80) - \log(1.25)$ の範囲にある場合，両製剤は同等と判定される．

**文　献**
1) 折笠秀樹. 非劣性試験の正しい見方. 日本医事新報 2014; 4706: 46-9
2) Piaggio G, et al: JAMA 2012; 308: 2594-604

## 2 最適条件試験と実臨床試験（efficacy trial and effectiveness trial, explanatory trial and pragmatic trial）

　薬効を見る臨床試験は efficacy を見る efficacy trial と effectiveness を見る effectiveness trial に大別される（**表 3-1**）[3]．Efficacy とは最適条件あるいは限定的な条件下での効果を意味し，一方，effectiveness とは通常の診療下での効果を意味している．Efficacy trial では薬の投与と効果の関係を検討するため explanatory trial（説明的な試験）とも言われる．一方，effectiveness trial は pragmatic trial（実践的な試験）とも言われ，いずれの治療法が優れているかを検証し，治療法の選択に資することを目的に行われることが多い．

**表 3-1　最適条件試験と実臨床試験**

| | 最適条件試験<br>efficacy trial<br>explanatory trial | 実臨床試験<br>effectiveness trial<br>plagmatic trial |
|---|---|---|
| 薬効 | 最適条件下における効果<br>efficacy | 実臨床における効果<br>effectiveness |
| 被験薬 | 治験では未承認薬 | 既承認薬<br>承認された効能・効果, 用法・用量 |
| 被験者 | 併発症, 併用薬, 年齢,<br>性別が限定される | さまざまな患者 |
| スタディ・デザイン | ランダム化比較試験<br>二重盲検 | ランダム化比較試験<br>非盲検 |
| エンドポイント | surrogate endpoint<br>例：血圧, 血清脂質, HbA1c,<br>PK(phamacokinetics), 安全性 | true endpoint<br>例：死亡, 心筋梗塞, 脳卒中 |
| サンプルサイズ | 小〜中規模 | 大規模 |
| スポンサー | 製薬企業 | 大学, 医療機関, 学会 |
| 代表的な例 | 治験 | エビデンス作り |
| 服薬のcompliance | 100%を求める | 必ずしも100%ではない |
| 通院 | 間隔は短く, 定められたとおり | およそ1〜3ヵ月ごと |

（景山 茂. 医師主導臨床試験の目的と信頼性確保のあり方. 医薬ジャーナル2015; 51: 51-55）

Efficacy trial は whether or not a drug can work, を, effectiveness trial は whether or not a drug does work, を見ている, と表現される[4].

本書では, efficacy trial と explanatory trial の意訳として「最適条件試験」, effectiveness trial と pragmatic trial の訳語として「実臨床試験」とした.

最適条件試験の代表格は治験である. 治験では新薬が果たして効果を発揮し得るか否かを見るため, 被験者に数々の制約が加えられる. 被験者は通常, 青壮年で老人や子供は除外される. また, 併発症のある人, 薬を常用している人も除外される傾向にある.

一方, これらの医薬品が発売されると, 治験の被験者とは異なり, さまざまな併存疾患のある人や高齢者にも投与される. このような実臨床においても, 新薬が治験と同様に, 従来の標準薬に対して優越性や非劣勢を示すことの確認は重要で, そのために行われる試験は実臨床試験となる. また, 慢性疾患治療薬の治験では治療の surrogate marker を見ていることが多いが, 市販後に true endpoint を検証するために行う臨床試験では effectiveness を見ており, これは実臨床試験である.

文　献
3) 景山 茂. 医師主導臨床試験の目的と信頼性確保のあり方. 医薬ジャーナル 2015; 51: 51-55
4) Jadad AR & Enkin MW. Randomized controlled trials. p12-17. BMJ Books. Blackwell Publishing

# 3 探索的試験（exploratory trial）と 検証的試験（confirmatory trial）

　ICH E8 ガイドライン「臨床試験の一般指針」では，目的による臨床試験の分類として，臨床薬理試験，探索的試験，検証的試験，治療的使用の4つを挙げている（**表 3-2**）[5]．探索的試験の目的としては，①目標効能に対する探索的使用，②次の試験のための用法・用量の推測，③検証的試験のデザイン，エンドポイント，方法論の根拠を得る

表 3-2　**目的による臨床試験の分類**

| 試験の種類 | 試験の目的 | 試験の例 |
|---|---|---|
| 臨床薬理試験 | ●忍容性評価<br>●薬物動態，薬力学的検討<br>●薬物代謝と薬物相互作用の探索<br>●薬理活性の推測 | ●忍容性試験<br>●単回及び反復投与の薬物動態，薬力学試験<br>●薬物相互作用試験 |
| 探索的試験 | ●目標効能に対する探索的使用<br>●次の試験のための用法・用量の推測<br>●検証的試験のデザイン，エンドポイント，方法論の根拠を得ること | ●比較的短期間の，明確に定義された限られた患者集団を対象にした代用もしくは薬理学的エンドポイント又は臨床上の指標を用いた初期の試験<br>●用量反応探索試験 |
| 検証的試験 | ●有効性の証明/確認<br>●安全性プロフィールの確立<br>●承認取得を支持するリスク・ベネフィット関係評価のための十分な根拠を得ること<br>●用量反応関係の確立 | ●有効性確立のための適切でよく管理された比較試験<br>●無作為化並行用量反応試験<br>●安全性試験<br>●死亡率/罹病率をエンドポイントにする試験<br>●大規模臨床試験<br>●比較試験 |
| 治療的使用 | ●一般的な患者又は特殊な患者集団及び（又は）環境におけるリスク・ベネフィットの関係についての理解をより確実にすること<br>●より出現頻度の低い副作用の検出<br>●用法・用量をより確実にすること | ●有効性比較試験<br>●死亡率/罹病率をエンドポイントにする試験<br>●付加的なエンドポイントの試験<br>●大規模臨床試験<br>●医療経済学的試験 |

（E8ガイドライン 臨床試験の一般指針 https://www.pmda.go.jp/files/000156372.pdf）

こと，を挙げている．また，検証的試験の目的として，①有効性の証明/確認，②安全性プロフィールの確立，③承認取得を支持するリスク・ベネフィット関係評価のための十分な根拠を得ること，④用量反応関係の確立，を挙げている．ICH ガイドラインは治験を対象としているため，E8 ガイドラインに記載されている内容は治験という限定された臨床試験に関する記載である．なお，第 I 相試験，第 II 相試験は最適条件試験（explanatory trial, efficacy trial）として行われる探索的試験である．第 III 相試験は検証的試験で，実臨床試験（effectiveness trial, pragmatic trial）に近い側面がある．

　探索的試験・検証的試験という分類は，治験のみならず実臨床試験（effectiveness trial, pragmatic trial）の場合にも当てはまる．探索的試験は仮説の生成であり，一方，検証的試験は仮説の検証である（1 章 -5, p17）．自らのアイデアを自施設で少数例を対象にして実施するいわゆる in house 試験は探索的試験であることが多い．なお，仮設の生成は必ずしも臨床試験という介入研究にこだわる必要はなく，症例集積研究，症例対照研究，断面調査等の観察研究から得られた知見も仮説の生成になり得る．

**文　献**

5）ICH E8 ガイドライン　臨床試験の一般指針　https://www.pmda.go.jp/files/ 000156372. pdf（2021 年 3 月 11 日アクセス）

# 4 大規模臨床試験（large scale clinical trial）

　大規模臨床試験は，先述の実臨床試験（effectiveness trial, pragmatic trial）の1つの形であり，治療法の選択を決定する上でしばしば有用なエビデンスとなっている．EBM が強調され，エビデンスのレベル（level of evidence）が重視されるようになり，RCT のエビデンスのレベルが高く位置づけられているため，大規模臨床試験は注目されている．

　大規模臨床試験について明確な定義はないが，スタディ・デザインとしては RCT で，被験者は1,000のオーダー以上の場合を指すのが一般的である．初期に行われた，被験者数が1万人を超える大規模な臨床試験としては，WHO が主導した高脂血症を対象とする WHO Cooperative Trial [6] や，高血圧を対象に米国で行われた HDFP（The Hypertension Detection and Follow-up Program）[7] がよく知られている．WHO Cooperative Trial は1965年に開始され，被験者数15,745人について，クロフィブラートの虚血性心疾患に対する効果を検証した．また，HDFP は10,940人を対象に stepped care と referred care を比較した．被験者数は疾患や評価指標のイベントによって異なるが，一般には患者数の多い疾患（common disease）について行われる．

　これまでに行われた最大規模の臨床試験は ALLHAT（Antihypertensive and Lipid-Lowering Treatment to Prevent Heart Attack Trial）で，登録症例数42,418例の4群の比較試験である．途中，$\alpha_1$ 遮断薬ドキサゾシン群9,061例が中止されたため，最終的には33,357例の試験となった [8,9]．

　大規模臨床試験は治療法の選択に資することを目的に実施されることが多い．したがって，エンドポイントは代替エンドポイント（surrogate endpoint）ではなく，真のエンドポイント（true endpoint）であることが一般的である．ALLHAT の主要評価項目は致死性虚血性心疾患および非致死性心筋梗塞から成る複合エンドポイントである．高脂血症

の領域では，従来からフィブラート系薬やイオン交換樹脂の製剤について臨床試験が行われていたが，スタチン系薬の虚血性心疾患に対する効果を検討した大規模臨床試験で有用な結果が得られたため，これらの試験成績は脂質低下療法に大きな影響を与えた．4S（Scandinavian Simvastatin Survival Study）[10]によりスタチン系薬の虚血性心疾患に対する二次予防効果が，WOSCOPS（West of Scotland Coronary Prevention Study）[11]により一次予防効果が検証された．

大規模臨床試験の実施に際してはサンプルサイズの決定は重要である．第1種の過誤（$\alpha$エラー）のみならず第2種の過誤（$\beta$エラー）も避けるように検出力を維持する必要がある．通常の臨床試験では検出力（1-$\beta$）は80％以上とすることが多いが，大規模臨床試験では，これを繰り返すことは困難なため，検出力は80％より高い90％とすることが望ましい．

大規模臨床試験では被験者数のみならず参加する医療機関の数も多く，データマネジメントのしっかりした体制を確保することは，信頼性の確保された臨床試験の実施には不可欠である．また，被験者の安全確保のため独立データモニタリング委員会の設置もしばしば必要となる．

## 文　献

6) A co-operative trial in the primary prevention of ischaemic heart disease using clofibrate: Report from the Committee of Principal Investigators. Br Heart J 1978; 40: 1069-118
7) Hypertension Detection and Follow-up Program Cooperative Group: JAMA 1979; 242: 2562-71
8) ALLHAT Officers and Coordinators for the ALLHAT Collaborative Research Group: Hypertension 2003; 42: 239-46
9) ALLHAT Officers and Coordinators for the ALLHAT Collaborative Research Group: JAMA 2002; 288: 2981-97
10) Scandinavian Simvastatin Survival Study Group: Lancet 1994; 344: 1383-9
11) Shepherd J, et al. : N Engl J Med 1995; 333: 1301-7

## 5 症例数1の臨床試験（*n*-of-1 trial）

　目の前の患者の治療法を決定する際は，ガイドライン等を参考にすることは多い．しかし，稀な疾患については臨床試験を行うことが困難であるため臨床試験成績が存在しない．また，仮に臨床試験成績は存在しても，その臨床試験の被験者の特性が目の前の患者とは異なるために，その臨床試験成績を当該患者に適用することが適切ではない場合がある．

　このような場合に，その患者についてクロスオーバーデザインにより，いくつかの治療法を適用し，適切な治療法を決定することを目的に試験を行う．その試験結果はこの患者にのみ適用される．なお，*n* は症例数を指している．この試験は *n*-of-1 RCT とも呼ばれる [12]．

　本法では，評価項目として症状，身体所見，検査所見等の，当該患者に最も適切な症候を採用する．一般の多人数を対象とする臨床試験では，すべての被験者に一律のアウトカムを評価指標とするが，*n*-of-1 trial では，患者ごとに tailor-made の評価指標を採用することができる．試験期間は複数のペア（pair）から成り，pair 1 に 1 期と 2 期があり，例えば 1 期には実薬，2 期にはプラセボ，pair 2 では，1 期にプラセボ，2 期に実薬，とランダムに決定する．ペアの数については，最低 3 回，効果の差が出るまで，または，ないと判断されるまで繰り返すとされている [13]．

　本法はクロスオーバー試験であるため，試験期間を通じて病態が一定している必要がある．また，治療薬が投与された場合は速やかに効果を発揮し，投与を止めた時は効果が速やかに消失する必要がある．気管支喘息を対象にテオフィリン等の治療薬とプラセボを比較した結果が本法を最初に報告した論文で例示されている [12]．

**文　献**
12）Guyatt G, et al.: N Engl J Med 1986; 314: 889-92
13）岡山雅信：診断と治療 1998; 86: 1913-8

「治験」は，医薬品医療機器等法第2条17項に，製造販売承認を申請するための資料収集を目的とする「臨床試験の実施」と定義されている．しかし，一般には「臨床試験の実施」というよりも，臨床試験自体を指している．

さて，治験は薬物等の有効性と安全性を人において検討する試験である．従来，健常者を対象に主に安全性と薬物動態を調べる第Ⅰ相試験に始まり，患者における対照薬（プラセボを含む）との優越性ないしは非劣性を検証する第Ⅲ相試験へと逐次的に進むため，試験の時間軸に基づいて第Ⅰ相試験，第Ⅱ相試験，第Ⅲ相試験と表現されるのが通例であった．しかし，ICH（International Council for Harmonisation of Technical Requirements for Pharmaceuticals for Human Use, 医薬品規制調和国際会議，5章-2, p94）のE8ガイドライン「臨床試験の一般指針」では，「『医薬品の臨床開発は四つの逐次的な相（第Ⅰ相 - Ⅳ相）から成り立つ』と言われることがある[14]．しかし，ある種の臨床試験は複数の相において実施されることもあることから，開発の相という概念が臨床試験の分類の基礎としてふさわしくないことを認識するのは重要である」としている．「臨床試験の一般指針」によると，目的による試験の分類として，臨床薬理試験，探索的試験，検証的試験，治療的使用を挙げている（3章-3, p67）．また，時間軸に基づく開発の相と，これらの試験の目的別の種類との関係が，同指針には示されている（**図3-2**）[14]．この指針では，「第Ⅰ相試験 - 第Ⅳ相試験」の「試験」が省かれて「第Ⅰ相 - 第Ⅳ相」という表記になり，それらの内容が解説されている．

## 1）第Ⅰ相（最も代表的な試験：臨床薬理試験）

被験薬が初めて人に投与される段階である．非臨床試験における実

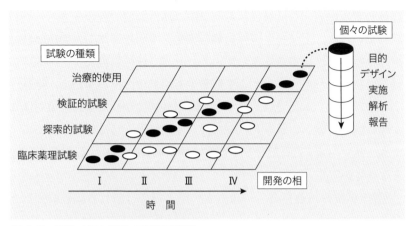

**図 3-2　開発の相と試験の種類の関係**

この図は, 開発の相と, ある医薬品の臨床開発に際し実施される目的別試験の種類との関係を表す. ●はある開発の相で最も一般的に実施される試験, ○はその相で実施されることが比較的稀な試験を示し, それぞれの丸は個々の試験を表し, 右側のカラムはそれぞれの試験の構成要素とその順序を表す.
(臨床試験の一般指針. https://www.pmda.go.jp/files/000156372.pdf (2021年2月24日アクセス)

験動物の成績に基づいて, 被験薬が初めて人に投与される試験 (first-in-man study, first-in-human study) が行われる. 第Ⅰ相の試験を実施するに際して必要な非臨床試験については,「医薬品の臨床試験のための非臨床安全性試験の実施時期についてのガイドライン」(いわゆる ICH M3 ガイドライン) に記載されている.

　第Ⅰ相では, 抗がん薬等の副作用の強い薬物を除いては通例, 健常者, とりわけ成人男性に対して実施される. 近年, 女性被験者も海外の試験を中心に増加傾向にある. 第Ⅰ相で行われる試験の主な目的は, 薬物動態と安全性を見ることである. ICH M3 ガイドラインによると, 男性被験者については, 雄受胎能試験の実施前に第Ⅰ相と第Ⅱ相試験に組み入れることができるとしている. しかし, EU や米国と異なり, 本邦では通常, 雄受胎能試験は男性被験者の組み入れ前に行われる. 妊娠の可能性のない女性 (すなわち永久的な避妊手術を受けた者, 閉

経後の者）は適切な反復投与毒性試験（雌生殖器の評価を含む）が行われていれば，生殖発生毒性試験を実施していなくても，臨床試験に組み入れることはできるとしている．一方，妊娠可能な女性の臨床試験への組み入れを可能にする生殖発生毒性試験の実施時期は，地域によって異なる．本邦では，いずれの臨床試験についても，妊娠可能な女性の臨床試験への組み入れ前には，避妊処置をしている場合であっても，雌受胎能と胚／胎児への影響の評価を完了しておくべきである，とされている．

　「臨床試験の一般指針」によると，第Ｉ相で行われる試験の観点として次の4つを挙げている．

## ① 初期の安全性及び忍容性の推測

　安全性及び後期臨床試験における用量の忍容性を判断するために，単回及び反復投与試験が行われる．単回・反復投与試験いずれにおいても，各用量の安全性を確認した後に，次のステップへ進むことが一般的である．

## ② 薬物動態

　薬物動態試験により，薬物の吸収，分布，代謝，排泄を明らかにする．臨床試験で採取できるのは，通常は血液と尿のみである．これらの検体から未変化体および代謝物の血中濃度の推移，クリアランス等を明らかにする．薬物の代謝・排泄にかかわる肝臓や腎臓に障害のある患者における薬物動態や，高齢者・小児については後の相で検討されることが一般的である．

## ③ 薬力学的な評価

　健常者が対象のため，薬力学について評価することには限界がある．

## ④ 初期の薬効評価

　薬効の予備的な検討が行われることがある．薬物を初めて人に投与する場合の初回投与量については，従来より，いくつかの方法が提唱されてきた．現在では，動物における反復投与試験の最大無毒性量の1/60（体重当たり）以下の量を初回投与量とする方法が最も信頼でき

るとされている.

## 2) 第Ⅱ相（最も代表的な試験：探索的試験）

　ここでは，第Ⅰ相の試験において安全性と薬物動態が確認されると，少数の患者を対象として，後の第Ⅲ相における用法・用量を決定する.

　「臨床試験の一般指針」では述べられていないが，本邦では第Ⅱ相は従来より，前期と後期に分けて考えられている.いわゆる前期第Ⅱ相試験では，第Ⅰ相の成績に基づいて，少数の患者を対象に被験薬が薬効を発揮するか否かを検討する.これは概念実証（proof of concept）試験と位置づけられる.後期第Ⅱ相試験は用量設定試験で，通例プラセボおよび数種の用量の比較が行われ，用量と薬効および安全性の関係が検討される.試験デザインとしては，ランダム化並行群間比較試験が一般的である.この場合，各群の用量は最終用量ないし維持量であって，割付け後，直ちに規定された用量を投与するとは限らない.漸増法がより安全で望ましい場合は，低用量から開始して，最終用量を規定された用量とすることが行われる.

## 3) 第Ⅲ相（最も代表的な試験：検証的試験）

　「臨床試験の一般指針」によると，「第Ⅲ相は，通常，治療上の利益を証明または確認することを主要な目的とする試験を開始する段階である」とされている.

　ここでは，患者を対象に，第Ⅱ相において選択された用量を使用して，当該疾患治療における標準薬あるいはプラセボとの比較試験を行い，薬効と安全性を検証する.

　標準薬の薬効が明確であれば，必ずしもプラセボ群を設ける必要はなく，プラセボ群の設置は倫理的な問題を提起することもあり得る.一方，薬の作用が弱く，薬効が必ずしも明確ではなく，かつプラセボの使用が倫理的に許容される場合は，被験薬，標準薬，およびプラセボの3群比較試験が行われる.プラセボを使用せずにいわゆる標準薬

を対照とする試験を行う場合，対照となった標準薬が当該臨床試験においても薬効を発揮していたという保証はない．このため，薬効のない新薬が有効と判断されて承認される恐れがある（1章-8, p30）．

**文　献**
14）臨床試験の一般指針．https:// www.pmda.go.jp/files/000156372.pdf（2021年2月24日アクセス）

第4章

# 臨床試験の管理

## 1 臨床試験の信頼性

　臨床試験の目的はさまざまである．新薬の製造販売承認を得るために行う治験，市販されている医薬品を用いた治療法の選択のために行う臨床試験，人における薬の作用を検討する人体薬理学の試験等がある．もちろん，薬ではなく医療機器や再生医療等製品等の効果を見る試験もあり，臨床試験の内容は多岐にわたる．科学研究に信頼性が求められるのは当然であるが，臨床試験は社会に影響を及ぼすこともあり，とりわけ信頼性が強く求められる．

　信頼性のある臨床試験を行うには臨床試験の質の確保が必要である．従来，臨床試験の質と言うと，臨床試験の実施については，適用される規制に合致しているか，臨床試験実施計画書（プロトコール）からの逸脱や違反がないか，ということが重視されてきた．また，臨床試験データについては，モニタリングにより原資料（カルテ，検査伝票，心電図，画像診断データ等）と症例報告書（case report form, CRF）との間に齟齬がないかを確認することが重視されてきた．このように事後的に臨床試験の実施やデータについて確認することは重要ではあるが，それ以前に試験の計画段階から臨床試験の質を確保するためになすべき事柄は多い．

　植田は，臨床試験の信頼性を評価するポイントとして，「研究デザイン，患者の定義，アウトカムの定義と評価法，変数の選択，検出力，追跡率，研究期間，解析」を挙げている（**表 4-1**）[1]．事後的に実施状況を確認したり，CRF に掲げられたすべてのデータについて原資料と照合したりすることをもって臨床試験の信頼性が確保されるという考え方から脱却している．

　また，現在改訂中の ICH E8（R1），すなわち臨床試験の一般指針ガイドライン（案）も，「臨床試験の質は，適切なデザインとその遂行に依拠すべきであり，後方視的な文書チェック，モニタリング，及び

表 4-1 臨床試験における信頼性を評価する
ポイント

臨床研究の信頼性はモニタリングや監査などで担保
されるのではなく,以下のようなポイントを評価すべ
きである.

- 研究デザイン
  - ランダム化割り付け,割り付けの隠匿
  - 目的と整合性のある盲検あるいは非盲検
- 患者の定義
- 患者選択の恣意性の有無（観察研究）
- アウトカムの定義と評価法
- 変数の選択（多変量解析）
- 検出力
- 追跡率
- 研究期間
- 解析
  - 方法
  - 解析対象集団の定義

（植田真一郎：医薬ジャーナル2015; 51: 57-60）

監査や査察に過度に依拠すべきではない」とし,臨床試験のデザイン
による質（quality by design of clinical studies）の確保という考え方を取
り入れている[2].そして,臨床試験の適切な計画と実施には,被験者
の権利,安全,福祉,及び科学的な基準を含む臨床試験の確立された
原則に留意すべきことを指摘している.

　臨床試験の信頼性を確保するためには,科学性,倫理性と並んで適切
なデータマネジメント（data management）が必要である.また,臨床
試験に関与した人々の利益相反の開示も求められるようになってきた.

　臨床試験の科学性を担保するための方策は,1章で述べた通りである.

　倫理性については文書によるインフォームド・コンセントの取得は
必須である.かつては文書による同意取得は必ずしも行われず,旧
GCP では同意は文書または口頭とされ,臨床試験の倫理性に関する
長年の懸案事項であった.1997 年に施行されたいわゆる新 GCP によ
り治験では文書同意（written informed consent）が義務化され,現在

では治験以外でも，人を対象とする生命科学・医学系研究に関する倫理指針や臨床研究法により，臨床試験では文書による同意取得が義務づけられている．我が国の臨床試験における倫理性の，長年の課題であった同意の問題もようやく解決された．もちろん，倫理性は文書による同意の取得のみによって解決するものではなく，個々の試験ごとに検討されるべき課題はある．

　臨床試験成績の管理はデータマネジメント（data management）と呼ばれるが，これも臨床試験の信頼性を確保する上で重要な役割を果たしている．臨床試験のデータマネジメントと言うと入力履歴，変更履歴，閲覧履歴等を備えたソフトウェアや専用の機器といった技術的なことが重視される傾向にある．確かに規模の大きい臨床試験のデータマネジメントでは高機能の専用機が必要であろう．しかし，基本は，臨床試験の実施者（責任医師，分担医師）とデータを扱う者（data manager）は別の人にするということが大切である．規模の小さい単一の施設のみで行う臨床試験では，人材の点でデータマネジメントを他の人に依頼することは難しい場合があると思われるが，この課題は研究者個人のみならず，研究機関・医療機関が組織としてその体制整備をすべきであろう．データマネジメントを確かなものにすることによって，意図的な研究不正や意図せずにデータの扱いが不適切になることを未然に防ぐことができる．

　また近年，臨床試験では利益相反が重視されている．利益相反の開示と適切な管理が臨床試験の信頼性を得るために必要である（5 章 -5，p100）．

## 文　献

1）植田真一郎：医薬ジャーナル 2015; 51: 57-60
2）ICH E8（R1）　臨床試験の一般指針ガイドライン（案）https://public-comment. e-gov.go.jp/servlet/PcmFileDownload?seqNo=0000187470（2021 年 2 月 25 日アクセス）

## 2 モニタリング

　GCP 第 2 条のガイダンスの記載を治験から臨床試験全般に敷衍すれば，モニタリングとは，臨床試験が適正に行われることを確保するため，臨床試験の代表者あるいはスポンサーに指名されたモニターが，臨床試験の進行状況を調査し，適用される規制並びに臨床試験実施計画書（プロトコール）及び手順書に従って実施，記録，及び報告されていることを保証する活動である，ということになろう[3]．

　モニタリングの目的は，GCP 第 21 条のガイダンスに記載されているように，①被験者の人権の保護，安全の保持及び福祉の向上が図られていること，②臨床試験が臨床試験実施計画書及び適用される基準を遵守して実施されていること，③臨床試験責任医師または分担医師から報告された臨床試験データ等が正確かつ完全で原資料等の臨床試験関連記録に照らして検証できること，を確認することである[3]．これらはまさに GCP の目的である，①被験者保護と②治験の質の確保，を保証するための方策に外ならない．

　モニタリングでは，症例報告書（case report form, CRF）に記載された内容と原資料の間に齟齬がないかを逐一確認することが行われる．原資料（source document），すなわちカルテ，検査結果の記録，心電図，X 線写真等々と CRF の整合性を確認する．これを直接閲覧 (source document verification, SDV) と言い，この役割を担う者をモニターあるいは CRA（clinical research associate）と呼ぶ．

　モニタリングを規定した新 GCP が施行されて間もない頃は，製薬企業あるいは開発業務受託機関（contract research organization, CRO）に所属するモニターが原資料という，通常は医療機関外の者が見ることは許されない，被験者となった患者の情報を直接見ることには医療機関側に違和感があった．しかし，GCP は第 37 条で医療機関にモニタリングへの協力を義務づけ，現在ではモニターによる原資料等の閲

覧は円滑に行われている.

　モニタリングは治験の分野から始まったことであるが，現在は「人を対象とする生命科学・医学系研究に関する倫理指針」でも，侵襲を伴う介入研究については義務づけられている[4].

　企業治験の場合は，モニターは製薬企業あるいは CRO の所属のため，治験責任医師・分担医師からは第三者性のある者と見なされる．一方，医師主導治験や研究者主導の臨床試験ではモニターも同一医療機関内から選定せざるを得ない場合がある．この場合には，臨床試験の責任医師・分担医師でないことはもとより，当該臨床試験に関与していない者からモニターを選任すべきであろう.

**文　献**
3)「医薬品の臨床試験の実施の基準に関する省令」のガイダンス. https://www.mhlw.go.jp/content/11120000/000665754.pdf（2021 年 3 月 3 日アクセス）
4)「人を対象とする生命科学・医学系研究に関する倫理指針　ガイダンス」 https://www.mhlw.go.jp/content/000769923.pdf（2021 年 5 月 31 日　アクセス）

# 3 独立データモニタリング委員会

ICH E9 ガイドライン「臨床試験のための統計的原則」によると,「独立データモニタリング委員会は,臨床試験の進行状況,安全性データ及び重要な有効性変数を何回かにわたり評価するとともに治験依頼者に試験の継続,変更,又は中止を勧告するために治験依頼者が設置できる」とある.ICH は治験を対象とするため,「治験依頼者」という翻訳になっているが,治験以外の臨床試験の場合は,治験を臨床試験と読み替えて概ね齟齬はないと言える.なお,治験依頼者は原文では"sponsor" である.

本委員会については,いくつかの名称が採用されている.上述のように ICH E9 ガイドラインでは独立データモニタリング委員会(independent data monitoring committee)が採用されている.Data and Safety Monitoring Board(DSMB)もしばしば採用される.我が国の GCP では効果安全性評価委員会が,また厚労省のガイドラインではデータモニタリング委員会が採用されている.

厚労省のガイドラインでは,データモニタリング委員会の設置について,臨床試験の目的,デザイン,評価変数,試験期間,対象患者集団等を考慮した上で検討されるとしている.例として,①死亡又は重篤な転帰を評価変数とする比較試験,②大規模かつ長期にわたる臨床試験,③安全性に関する事前情報の比較的少ない開発初期の臨床試験,④医薬品等及び被験者の特徴からリスクが高いと想定される試験,を挙げている.

また,データモニタリング委員会の役割と責務については,被験者の安全性を確保し,臨床試験の完全性を可能な限り保証するため,実施中の臨床試験データを評価し,その結果に基づき治験依頼者に対して適切な助言・勧告を行う,とある.このガイドラインは治験を対象としているため,「治験依頼者」と記載されているが,一般の研究者

主導の臨床試験についても考え方は同様である．この場合，治験依頼者をスポンサーと読み替えればよい．

　なお，臨床試験のスポンサー（sponsor）とは，単に研究費を拠出する funder という意味ではなく，臨床試験の計画立案，実施，データの収集，解析，管理を主体的に行う組織ないしは人を指している．

　独立データモニタリング委員会は，当該疾患領域の専門医および生物統計家等から構成され，3 名以上が一般的である．

　また，独立データモニタリング委員会の業務として厚労省ガイドラインでは，①安全性モニタリング，②中間解析に基づく評価，③試験実施状況のモニタリング，④外部情報の利用，を挙げている[5]．中間解析については臨床試験開始前に決めておくべき事項である．独立データモニタリング委員会は，中間解析の結果，被験薬が有効あるいは無効の場合，早期終了をスポンサーおよび研究代表者に勧告することができる．

文　献
5）データモニタリング委員会に関するガイドライン https://www.pmda.go.jp/files/000157932.pdf（2021 年 2 月 27 日アクセス）

　ヘルシンキ宣言第 18 項に，「潜在的な利益よりもリスクが高いと判断される場合または明確な成果の確証が得られた場合，医師は研究を継続，変更あるいは直ちに中止すべきかを判断しなければならない」とある．中間解析によって臨床試験を早期終了させるか否かは，結果が明らかになった臨床試験を継続して被験者を無用な危険に曝すことを避け，被験者を保護すること（individual ethics）と，より信頼できる臨床試験成績を社会に提供する collective ethics のバランスを慎重に考える必要がある[6]．

　独立データモニタリング委員会は事前に定められた中間解析の結果によって試験の中止を勧告することがある．中間解析を行った場合の $p$ 値（評価変数について群間の検定を行った場合の危険率）は変動することが知られている（**図 4-1**）[7]．治療効果が大きく $p$ 値がたまたま低い値を取った場合（random high）も，独立データモニタリング委員会は不用意に試験の中止を勧告することのないよう，中間解析に

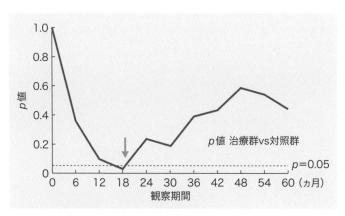

図 4-1　**臨床試験の中間解析と早期終了**
(Schulz KF, Grimes DA: Lancet 2005; 365: 1657-61)

よって試験を中止する場合の $p$ 値の設定，すなわち中止基準（stopping rule, stopping guideline）の $p$ 値は低く設定されている [6]．$p$ 値の設定については，さまざまな方法がある．最終の解析を含めて 5 回の解析を行う場合，Pocock の方法では $p$ 値はすべて 0.016 である．Peto の方法では最終解析の $p$ 値は 0.05 に設定されているが，中間解析の $p$ 値は中間解析の回数によらず 0.001 である．また O'Brien-Fleming の方法では，1 回目の解析では $p$ 値は 0.00001，2 回目は 0.0013，3 回目は 0.008，4 回目は 0.023，そして 5 回目（最終）は 0.041 に設定されている [7]．中間解析の $p$ 値は変動するため，$p$ 値がたまたま低くなった時，すなわち random high となった時に試験を不適切に中止することのないよう，これらの方法は配慮している．

　一方，有効性があるため早期終了された臨床試験は，近年増加傾向にあり，その多くがインパクトファクターの高いジャーナルにしばしば掲載されている．しかしながら，試験を早期に中止した状況の報告が不十分であることも指摘され，早期終了した臨床試験成績を読む際の注意喚起がなされている [8]．

**文　献**
6) Pocok SJ: BMJ 1992; 305: 235-40
7) Schulz KF, Grimes DA: Lancet 2005; 365: 1657-61
8) 植田真一郎．論文解釈のピットフォール．第 17 回中間解析と早期終了の問題点　その 1　https://www.igaku-shoin.co.jp/paperDetail.do?id=PA02890_09（2021 年 2 月 27 日アクセス）

## 5 臨床試験の登録とデータの共有

　臨床試験成績が研究者やスポンサーの期待通りでない時，臨床試験成績を公表しないで伏せる可能性があることは出版バイアスの項（1章-4, p14）で述べた．また，新しい治療法が従来の治療法と比較して優っていない結果であった臨床試験は，新しい治療法が従来療法よりも優っていることを示した臨床試験成績に比べてインパクトファクターの高いジャーナルでは受理されにくい傾向にある．その結果，公表された論文からある新しい治療法の全体像を見ることができないことが懸念される．

　このような状況の下，医学雑誌編集者国際委員会（International Committee of Medical Journal Editors, ICMJE）は臨床試験の登録（clinical trial registration）を求める声明を 2004 年 9 月に発表した [9]．ICMJE は当時，11 の雑誌（New Engl J Med, JAMA, Ann Intern Med, Lancet, CMAJ 等）と MEDLINE から構成されていた．ICMJE は，加盟誌に論文投稿をするのであれば，2005 年 7 月 1 日以降に被験者登録を開始するすべての臨床試験に対してこの声明を適用するとした．また，この日以前に被験者登録を開始した試験については 2005 年 9 月 13 日までに臨床試験登録をすることを求めた．臨床試験登録は我が国にも取り入れられ，「人を対象とする生命科学・医学系研究に関する倫理指針」および「臨床研究法」は臨床試験登録を義務づけている．

　2004 年の声明が出された当時は，ICMJE が求める要件を満たしている登録サイトは The United States National Library of Medicine が運営するサイト www.clinicaltrials.gov のみであったが，現在は ICMJE の要件を満たした多くのサイトを，WHO は primary registry のサイトとして承認している．その中には Japan Primary Registries Network（JPRN）が含まれている [10]．JPRN は国立保健医療科学院に設けられたポータルサイトで，そこには 4 つの登録サイト（Japan CTI, JMA CCT-CRT, jRCT, UMIN CTR) がある.

このように臨床試験の登録は制度化されて定着したが, 現在はさらに進んで臨床試験データの共有 (clinical trial data sharing) が提唱されている. 2013 年に欧州製薬団体連合会 (European Federation of Pharmaceutical Industries and Associations, EFPIA) と米国研究製薬工業協会 (Pharmaceutical Research and Manufacturers of America, PhRMA) は共同して責任ある臨床試験データ共有の原則 (Principles for responsible clinical trial data sharing) を公表した [11]. これは, バイオ製薬企業は要件を満たした研究者に患者レベルあるいは研究レベルのデータおよびプロトコールの共有を行うというものである. その後, 2016 年に ICMJE も臨床試験データの共有を提唱した [12].

臨床試験データの共有には知的財産や研究者の priority も関係するため実現へのハードルは高いと思われるが, 臨床試験結果の公表を義務づけることはすでに行われている. 臨床研究法は, 臨床試験の登録サイトである jRCT に, 主要評価項目報告書, および総括報告書とその概要の報告を求めている [13].

当時 N Engl J Med の editor-in-chief であった Drazen は, 臨床試験データは個人の所有物というより, 公共の公園のように社会資源と見なす必要があると述べている [14]. これは臨床試験の登録, 結果の公表, そしてデータの共有という一連の動きを理解する上で重要な考え方と言える.

## 文　献

9) International Committee of Medical Journal Editors. N Engl J Med 2004; 351: 1250-1
10) Japan Primary Registries Network (JPRN) https://rctportal.niph.go.jp/en/link# (2021 年 2 月 27 日アクセス)
11) Principles for Responsible Clinical Trial Data Sharing  file:///H:/principles-for-responsible-clinical-trial-data-sharing.pdf (2021 年 2 月 27 日アクセス)
12) Taichman DB, et al: N Engl J Med 2016; 374: 384-6 (臨床試験データの共有：医学雑誌編集者国際委員会からの提案  臨床評価 2016; 44: 165-8)
13) 医政発 0228 第 10 号. 臨床研究法の施行に伴う政省令の制定について  https://www.pmda.go.jp/files/000223542.pdf (2021 年 6 月 2 日アクセス)
14) Drazen JM: N Engl J Med 2015; 372: 201-2

## 6 臨床試験結果の公表

　臨床試験の登録のみでは公表バイアスを避けるには不十分である．2010 年に国際製薬団体連合会（International Federation of Pharmaceutical Manufacturers and Associations，IFPMA）は，欧州製薬団体連合会（EFPIA），日本製薬工業協会（Japanese Pharmaceutical Manufacturers Association，JPMA），米国研究製薬工業協会（PhRMA）による「臨床試験結果の医学雑誌における論文公表に関する行動方針」を承認した[15]．これによると，臨床試験結果にかかわらず，企業が依頼するすべての第 III 相臨床試験，その他医学的に重要と判断される試験結果を医学雑誌に投稿するとのことである．

　また，2018 年 4 月に施行された我が国の臨床研究法では，前項で述べたように主要評価項目報告書と総括報告書の公表を求めている[13]．これは jRCT で閲覧することができる．

　このように臨床試験結果の公表ということは最近，ようやく一部実現されてきている．しかし，この考え方は我が国ではすでに 1970 年頃からあり，当時の我が国の臨床試験の在り方をリードしていた方々により運営されていた「コントローラー委員会」という任意団体があった．この団体は，現在施行されている，いわゆる新 GCP が 1990 年代後半に施行されるまで，被験者の割付け，統計解析などを行っていた．コントローラー委員会がかかわった臨床試験（そのほとんどは治験）については，結果の如何にかかわらず「臨床評価」誌への公表を求めていた．およそ 8 割程度の臨床試験については，結果が同誌に公表されたとのことである．

　近年，ようやく実現してきた臨床試験結果の公表という先進的な考え方は，約半世紀前に我が国にも一部存在していたのである．

## 文　献

15) 臨床試験結果の医学雑誌における論文公表に関する共同指針　www.jpma.or.jp/about/basis/rinsyo/pdf/100610_shishin_j.pdf（2021 年 2 月 27 日アクセス）/Joint Position on the Publication of Clinical Trial Results in the Scientific Literature　www.jpma.or.jp/about/basis/rinsyo/pdf/100610_shishin_e.pdf（2021 年 2 月 27 日アクセス）

# 第 5 章

# 臨床試験の倫理と規制

# 1 ヘルシンキ宣言

　第二次世界大戦時にユダヤ人強制収容所でナチスによって行われた非人道的な人体実験に対して，1946年ニュルンベルクにおける国際軍事裁判により当事者が裁かれた．翌年1947年に "Permissible Medical Experiments" と題する報告がなされ，これが後にニュルンベルク綱領と呼ばれるようになった．これはわずか10項から成る簡素なものであるが，第1項では被験者の自発的な同意の必要性を，第9項では実験を中止する被験者の自由を謳っている[1]．

　その後，1964年に世界医師会によりヘルシンキ宣言が採択され，これが人を対象とする研究に関する倫理的指針の基礎になっている．その後，7回の改訂が加えられ，現在は2013年に改訂された版が用いられている[2]．主な改訂として，1975年の初回の改訂では，被験者の利益は科学や社会の利益よりも優先することが明記された．また2000年の改訂では，被験者は最善の治療を受けられなければならないとし，プラセボの使用に制限が加えられて論争を巻き起こした[3]（1章-8，p30）．

　また序文の後に，一般原則，リスク・負担・利益，社会的弱者グループ及び個人，科学的要件と研究計画書，研究倫理委員会，プライバシーと秘密保持，インフォームド・コンセント，プラセボの使用，研究終了後条項，研究登録と結果の刊行及び普及，臨床における未実証の治療，の見出しの下に臨床研究を実施する際に不可欠な事項が記載されている[2]．

　米国では1974年の国家研究法により，生物医学・行動科学研究における被験者保護のための国家委員会が設置された．同委員会により発出された研究対象者保護のための倫理原則および指針がベルモント・レポートである[4,5]．ここでは，基本的な倫理原則として，①人格の尊重（respect for persons），②善行（beneficence），③正義（justice）

の3点を挙げている.

　研究倫理に関する考え方は上記のような経緯で国際的な合意が形成されている.これらに基づいて,我が国では GCP,倫理指針,臨床研究法等が施行されている.

## 文　献

1) ニュルンベルク綱領　https://www.med.kyushu-u.ac.jp/recnet_fukuoka/houki-rinri/nuremberg.html（2021年2月28日アクセス）
2) ヘルシンキ宣言　https://www.med.or.jp/dl-med/wma/helsinki2013j.pdf（2021年2月28日アクセス）
3) IRB ハンドブック第2版.Amder RJ, Bankert EA 編.栗原千絵子,斉尾武郎訳.p154.中山書店
4) IRB ハンドブック第2版.Amder RJ, Bankert EA 編.栗原千絵子,斉尾武郎訳.p19-28.中山書店
5) ベルモント・レポート　https://www.med.kyushu-u.ac.jp/recnet_fukuoka/houki-rinri/report.html#index（2021年2月28日アクセス）

# 2 ICH

ICH は，日米 EU3 極の薬事に関する規制の調和を目的に組織された International Conference on Harmonisation of Technical Requirements for Registration of Pharmaceuticals for Human Use の略称で「日米 EU 医薬品規制調和国際会議」と訳されていた．1990 年の創設時には，日米 EU3 極の医薬品規制当局とそれぞれの業界団体の合計 6 者が ICH を構成していた．2015 年，ICH はスイス法人化に伴い改組され[6]，現在は多くの国々が参加している．名称は，International Council for Harmonisation of Technical Requirements for Pharmaceuticals for Human Use となり，「医薬品規制調和国際会議」と訳されているが，ICH という略称に変わりはない．

この会議は，医薬品開発に関して，技術要件の統一，規制当局による承認の迅速化，データの相互受け入れ，臨床試験の重複の回避，人，動物，その他の資源の有効利用，そして新薬をより速く医療の場に提供して世界の人々の健康に貢献することを目的にしている．この目的のために，品質（quality），安全性（safety），有効性（efficacy），および複合領域（multidisciplinary）の 4 つの分野において多数のガイドラインが発出されている．

臨床試験に直接関係するのは主に有効性に関するガイドラインである．例えば，ICH E6 は GCP，E8 は臨床試験の一般指針，E9 は臨床試験のための統計的原則である．

## 文　献

6）https://www.pmda.go.jp/int-activities/int-harmony/ich/0014.html（2021 年 2 月 4 日アクセス）

# 3　GCP

　GCP とは，治験（3 章 -6，p72），すなわち新薬の製造販売承認を得ることを目的に行われる臨床試験に適用される規制で，「医薬品の臨床試験の実施の基準に関する省令」である．我が国では 1982 年に起きた臨床試験データの捏造事件を踏まえて，厚生省は 1983 年に「新薬の臨床試験の実施に関する専門家会議」を設置した．検討の結果，「医薬品の臨床試験の実施に関する基準について」（1989（平成元）年 10 月 2 日薬発第 874 号）が局長通知として発出された．これがいわゆる旧 GCP で，法的拘束力を持たない行政指導であった[7]．

　国際的な動きとして，よい医薬品を，より速く患者の元へ届けることを目的に ICH が日米 EU により組織された（5 章 -2，p94）．ICH E6 は医薬品の臨床試験の実施に関する基準（GCP）のガイドラインである．この ICH-GCP を我が国に導入するために中央薬事審議会で検討され，「答申 GCP」が公表された（1997（平成 9）年 3 月 13 日）．ICH-GCP と答申 GCP を踏まえて同年，「医薬品の臨床試験の実施の基準に関する省令」が発出され，我が国の GCP として法制化された．これが新 GCP である．新 GCP は薬事法（当時）に基づく省令で法的拘束力を有しており，現在はこの新 GCP に従って治験は行われている[7]．

　GCP の目的は，答申 GCP に記載されているように，①被験者の人権，安全及び福祉の保護，及び②治験の科学的な質と成績の信頼性，を確保することである[8]．

　我が国の GCP である「医薬品の臨床試験の実施の基準に関する省令」は，第 1 章 総則，第 2 章 治験の準備に関する基準，第 3 章 治験の管理に関する基準，第 4 章 治験を行う基準，第 5 章 再審査等の資料の基準，第 6 章 治験の依頼等の基準，および附則から成る．GCP は企業による治験について記載されているが，2003（平成 15）年に医

師主導治験が可能となり，第2章と第3章については，第2節として医師主導治験の場合の取り扱いが記載されている．

　GCP に則った運用をどのように行うかは GCP 本文のみではわからない．そこで，かつての運用通知にかわって現在はガイダンスが発出されており，そこに具体的な記載がある[9]．また一部，薬事法施行規則も参照する必要がある．詳細は関連書籍を参照していただきたい[10]．

　なお，現在は，医薬品のみならず医療機器及び再生医療等製品についてもそれぞれの GCP が施行されている．

**文　献**

7）竹澤正行：日薬理誌 2011; 138: 205-8
8）医薬品の臨床試験の実施の基準（GCP）の内容（中央薬事審議会答申）
　　cont.o.oo7.jp/25sup12/p153-228.pdf（2021 年 3 月 3 日アクセス）
9）"「医薬品の臨床試験の実施の基準に関する省令」のガイダンスについて" の改正について　https://www.mhlw.go.jp/content/11120000/000665754.pdf（2021 年 3 月 3 日アクセス）
10）改正 GCP 治験ハンドブック．野口隆志編．薬事日報社．2013.

臨床試験と適用される規制

　人を対象とする研究，すなわち臨床研究は介入の有無により観察研究と介入研究に分けられる（1 章 -6, p19）．介入研究，介入試験，臨床試験は同義語であって，いずれの用語が用いられるかは，その用語が使われる文脈や慣習によるところが大きい．医薬品を用いる介入研究では，臨床試験という用語が使われるのが一般的である．

　臨床研究，臨床試験，治験の関係を示すために随所で頻繁に使われている図がある（図 5-1）．臨床研究の一部に臨床試験があり，臨床試験に含まれない部分は観察研究を指しており，これはスタディ・デザイン上の分類である．一方，臨床試験の一部である「治験」は薬機法（医薬品，医療機器等の品質，有効性及び安全性の確保等に関する法律）に定められており，GCP が適用される．したがって，これは法制度上の分類である．GCP は治験を対象に作られているが，製薬企業が行う製造販売後臨床試験にも適用される．

　2018 年 4 月 1 日より臨床研究法が施行され，「特定臨床研究」に適用される．臨床研究法は，臨床研究を「医薬品等を人に対して用いることにより，当該医薬品等の有効性又は安全性を明らかにする研究をいう」と定義している．ただし治験に該当するものその他厚生労働省

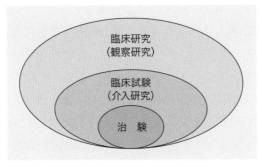

図 5-1　臨床研究, 臨床試験, 治験の関係

表 5-1 「特定臨床研究」の範囲

**1. 製薬企業等が資金提供していない場合（治験以外）**

| 侵襲 | 介入 | 介入の種類 | 薬機法上の適応 |
|---|---|---|---|
| あり | あり | 医薬品<br>医療機器<br>再生医療等製品 | なし |
| | | | あり |
| なし | | 上記以外の手術・手技等 | 非該当<br>※保険償還の有無に注意 |
| | なし | 非該当 | 非該当 |

**2. 製薬企業等が資金提供している場合（治験以外）**

| 侵襲 | 介入 | 介入の種類 | 薬機法上の適応 |
|---|---|---|---|
| あり | あり | 医薬品<br>医療機器<br>再生医療等製品 | なし |
| | | | あり |
| なし | | 上記以外の手術・手技等 | 非該当<br>※保険償還の有無に注意 |
| | なし | 非該当 | 非該当 |

□ （太枠内）：臨床研究法で定義される「臨床研究」
（青い網掛け部分）：「特定臨床研究」

（山本晴子. 脳・心・腎血管疾患クリニカル・トライアル Annual Overview 2018, p6. ライフサイエンス出版）

令で定めるものを除く，とされている．医薬品等とは，医薬品，医療機器，再生医療等製品である．そして，未承認あるいは適応外の医薬品等の臨床研究，および製薬企業等から資金提供を受けて実施される当該製薬企業等の医薬品等の臨床研究の2つのカテゴリーが「特定臨床研究」とされ，本法が適用される（**表 5-1**）[11]．また，特定臨床研究以外の臨床試験も本法を遵守する努力義務の対象となる．本法では「臨床研究」という表記がされているが，ここでは「介入研究」を指しており，観察研究は含まれない．スタディ・デザイン上の分類では，観察研究と介入研究（臨床試験）を総称して臨床研究と言うが，臨床研究法では独特の用語の使い方がされている点に注意が必要である．

　GCP あるいは臨床研究法が適用されない臨床試験の多くは，従来の「人を対象とする医学系研究に関する倫理指針」と「ヒトゲノム・

遺伝子解析研究に関する倫理指針」が統合された「人を対象とする生命科学・医学系研究に関する倫理指針」（2021 年 3 月 23 日告示，6 月 30 日施行）を遵守して行うことになる．しかし，我が国には上記以外に，再生医療等の安全性確保に関する法律，遺伝子治療臨床研究に関する指針もあり，自らが行う研究にはいずれの規制が適用されるかを的確に判断する必要がある．

## 文　献

11) 山本晴子．臨床研究法のポイントと課題．特定非営利活動法人臨床研究適正評価機構 (J-CLEAR) 編．脳・心・腎血管疾患クリニカル・トライアル Annual Overview2018, p6. ライフサイエンス出版．2018

## 1）法概念としての利益相反

　医学・医療の分野で利益相反（conflict of interest，COI）が注目さ
れるようになった直接のきっかけは，1999 年に米国で行われたオルニ
チン・トランスカルバミラーゼ欠損症の患者に行われた遺伝子治療で
あろう．これはオルニチン・トランスカルバミラーゼ欠損症の 18 歳
の少年にオルニチン・トランスカルバミラーゼ遺伝子を組み込んだア
デノウィルスを投与したところ，被験者は 4 日後に多臓器不全で亡く
なったという事案である．

　これについて FDA の調査が行われた．その結果，当該被験者の血
中アンモニア濃度は高く，この臨床試験の選択基準に合致していない
こと，また当該被験者の前に被験薬を投与された被験者において重篤
な肝障害が発生したが，この場合はその事象を FDA に報告すること
になっていたが，担当者はこれを怠っていたこと等，対応が不適切で
あったことが指摘された．詳細はすでに報告されている文献を参照し
ていただきたい [12, 13]．

　この遺伝子治療ではバイオテクノロジー企業のジェノボ社がスポン
サーであった．また，この臨床試験の責任者であったペンシルベニア
大学ヒト遺伝子研究のウィルソン所長はジェノボ社に出資していたと
言われ，この遺伝子治療が成功すれば大きな経済的利益を得ると想定
されていた．すなわち，ウィルソン所長は，被験者となった患者の利
益を最優先しなければならないところ，スポンサー企業の利益を優先
した，ないしは優先したかのように見えるのである．

　医師と患者の間には信認関係があり，医師は患者の利益を最優先し
なければならない．これに対して，第三者の利益を優先，ないしは優先
したかのように見える場合，これを信認関係型の利益相反と言う [14]．
利益相反では，事実（fact）のみでなく見かけ（appearance），すなわ

表 5-2　COI マネージメントに関する経緯

| 1980年 | Bayh-Dole法 |
|---|---|
| 1999年 | 産業活力再生特別措置法 |
| 1999年 | Gelsinger事件 |
| 2000年 | ヘルシンキ宣言にCOIの記載 |
| 2002年 | 科学技術・学術審議会「利益相反ワーキンググループ報告書」 |
| 2003年 | 「臨床研究に関する倫理指針」にCOIの記載 |
| 2006年 | 文科省「臨床研究の利益相反ポリシー策定に関するガイドライン」 |
| 2011年 | 日本医学会「臨床研究の利益相反に関するガイドライン」 |
| 2011年 | 製薬協「企業活動と医療機関等の関係の透明性ガイドライン」 |
| 2013年 | 全国医学部長病院長会議「医系大学・研究機関・病院のCOI (利益相反)マネージメントガイドライン」 |

ち第三者の利益を優先したかのように見えること，も取り扱うことには注意が必要である．

## 2）我が国における利益相反の経緯

　我が国における利益相反の取り扱いに関する出来事を表5-2 に記した．2002（平成14）年11月，文部科学省の科学技術・学術審議会から出された報告書によると，「産学連携を進める上では大学や教職員が特定の企業等から正統な利益を得る，又は特定の企業等に対し必要な範囲での責務を負うことは当然に想定され，また，妥当なことである一方で，このような両者の性格の相違から，教職員が企業等との関係で有する利益や責務が大学における責任と衝突する状況も生じうる．このような状態がいわゆる利益相反（conflict of interest）といわれるものである」と記載されている[15]．また利益相反の概念整理として，利益相反（狭義）と責務相反，個人としての利益相反と大学（組織）としての利益相反が記載されている（図5-2）．

　その後，2006（平成18）年に文部科学省より「臨床研究の利益相反ポリシー策定に関するガイドライン」が発出され，多くの大学は利益相反管理を行うようになった[16]．

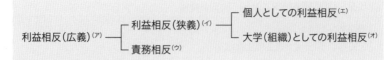

**図 5-2　利益相反の概念**
（利益相反ワーキンググループ報告書：平成14年11月　科学技術・学術審議会・技術・研究基盤部会・産学官連携推進委員会・利益相反ワーキング・グループ）

**表 5-3　利益相反に関連するガイドライン**

- 日本製薬工業協会　2011年1月19日策定, 2013年3月21日改定
「企業活動と医療機関等の関係の透明性ガイドライン」本文
http://www.jpma.or.jp/about/basis/tomeisei/tomeiseigl.html

- 日本医学会　2011年2月策定, 2014年2月改定
日本医学会　医学研究のCOIマネージメントに関するガイドライン
http://jams.med.or.jp/guideline/coi-management_201402.pdf

- 全国医学部長病院長会議　2013年11月15日策定
医系大学・研究機関・病院のCOI（利益相反）マネージメントガイドライン
http://www.ajmc.jp/pdf/coi26-2-24.pdf

- 日本学術会議　2014年3月27日策定
我が国の研究者主導臨床試験に係る問題点と今後の対応策
http://www.scj.go.jp/ja/info/kohyo/pdf/kohyo-22-t140327.pdf

　2011（平成23）年に，創薬を行っている製薬企業の団体である日本製薬工業協会（製薬協）は「企業活動と医療機関等の関係の透明性ガイドライン」を発出し，製薬協加盟社の大学・医療機関及び個人への研究費，寄附金，謝金の支払い状況を各社のホームページに公表することとなった[17]．利益相反に関連するガイドライン（**表 5-3**）も参照されたい．

　利益相反と言うと，上述のように経済的な利益相反のみが扱われている．しかし，利益相反は経済的側面のみならず，学術的，人間関係，政治・宗教，所属組織についても存在する．The World Association of Medical Editors（WAME）はこれらについても指摘している．今後の

## 表 5-4　利益相反の種類（WAME）

● 経済的関係 (financial ties)

● 学術的傾倒 (academic commitments)
　例）あるパラダイムを構築したことで知られる者による，そのパラダイムに挑戦的な研究の査読

● 知的情熱 (intellectual passion)

● 人間関係 (personal relationships)
　例）家族，友人，敵，競争者，同僚などによる査読

● 政治上あるいは宗教上の信条 (political or religious beliefs)
　例）特定の政治的思想や宗教上の信念を持つ者による，思想・信条に関わる原稿の査読
● 所属組織との関わり (institutional affiliations)
　例）企業に雇用されている者，研究結果に利害のある機関から資金提供を受けている組織，専門職団体，市民組織 (professional or civic organizations)

（津谷喜一郎. 編集ガイドラインと COI. 第 7 回医学雑誌編集者会議シンポジウム 利益相反に関連するガイドライン　http://jams.med.or.jp/jamje/007jamje_06.pdf）

検討課題であろう（**表 5-4**）[18].

**文　献**
12) 李 啓充. 医学書院／週刊医学界新聞【〔連載〕続・アメリカ医療の光と影 (15)（李啓充）】（第 2 5 2 9 号 2003 年 3 月 31 日）（igaku-shoin.co.jp）https://www.igaku-shoin.co.jp/paper/archive/old/old_article/n2003dir/n2529dir/n2529_03.htm（2021 年 2 月 23 日アクセス）
13) 李 啓充. 医学書院／週刊医学界新聞【〔連載〕続・アメリカ医療の光と影 (16)（李啓充）】（第 2 5 3 1 号 2003 年 4 月 14 日）（igaku-shoin.co.jp）https://www.igaku-shoin.co.jp/paper/archive/old/old_article/n2003dir/n2531dir/n2531_05.htm#00
14) 児玉安司：日本医事新報 2014; 4715: 38-9
15) 文部科学省 科学技術・学術審議会 利益相反ワーキング・グループ報告書　https://www.mext.go.jp/b_menu/shingi/gijyutu/gijyutu8/toushin/021102.htm#_Toc23855278（2021 年 2 月 23 日アクセス）
16) 文部科学省 臨床研究の利益相反ポリシー策定に関するガイドライン　https://www.tokushima-u.ac.jp/_files/00138000/riekisouhan_rinsyo.pdf（2021 年 2 月 23 日アクセス）
17) 日本製薬工業協会 企業活動と医療機関等の関係の透明性ガイドライン　www.jpma.or.jp/tomeisei/aboutguide/pdf/181018_03.pdf（2021 年 2 月 23 日アクセス）
18) 津谷喜一郎. 編集ガイドラインと COI．第 7 回医学雑誌編集者会議シンポジウム利益相反に関連するガイドライン　http://jams.med.or.jp/jamje/007jamje_06.pdf

## 6　CONSORT声明

　CONSORT とは，CONsolidated Standards Of Reporting Trials（臨床試験報告に関する統合基準）の略である．ランダム化比較試験（randomised controlled trial，RCT）を適切に評価するには，用いた方法と得られた知見が明確かつ完全に記載されていなければならないが，実情は必ずしも適切に報告されていなかったため，1996 年に初めて RCT 報告に関するガイドライン，すなわち CONSORT 声明が提唱された[19, 20]．その後，ガイドラインは改訂され，2021 年現在は2010 年版が用いられている．

　本ガイドラインは，25 項目のチェックリストと 1 つのフローチャートから成る（**図 5-3，表 5-5**）．チェックリストの 1 項目は「タイトル・抄録」で，タイトルには RCT であることを記載するよう指示されている．また，抄録ではスタディ・デザイン，方法，結果，結論から成る構造化抄録を求めている．序文，方法，結果，考察，等についても具体的な指示がなされている．フローチャートでは，被験者の登録，割付け，フォローアップ，解析について表示するよう指示されている．現在，臨床試験を掲載する多くの主要な医学雑誌では，RCT については CONSORT 声明に従った記載がなされているため，本声明が提案される前の RCT に関する論文よりもはるかに読みやすくなったことが実感できる．

文　献
19）Schulz KF, et al: BMJ 2010; 340: c332.doi: 10.1136/bmj.c332
20）津谷喜一郎，他：薬理と治療 2010; 38: 939-49

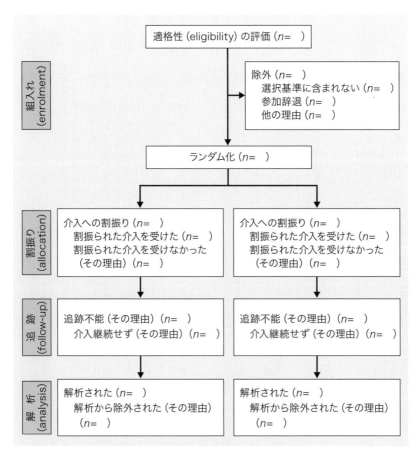

図 5-3　2 群間並行ランダム化比較試験の各段階の過程を示すフローチャート（組入れ，介入への割振り，追跡，データ解析）

Flow diagram of the progress through the phases of a parallel randomized trial of two groups (that is, enrolment, intervention allocation, follow-up, and analysis)
（津谷喜一郎, 他：薬理と治療 2010; 38: 939-49）

## 表 5-5 ランダム化比較試験を報告する際に含まれるべき情報の CONSORT 2010 チェックリスト*

CONSORT 2010 checklist of information to include when reporting a randomized trial

| 章／トピック<br>(Section/Topic) | 項目番号<br>(Item No) | チェックリスト項目<br>(Checklist Item) | 報告頁<br>(Reported on page No) |
|---|---|---|---|
| **タイトル・抄録**<br>(Title and Abstract) | 1a | タイトルにランダム化比較試験であることを記載。 | |
| | 1b | 試験デザイン (trial design)、方法 (method)、結果 (result)、結論 (conclusion) の構造化抄録(詳細は「雑誌および会議録でのランダム化試験の抄録に対する CONSORT 声明」[i, ii] を参照)。 | |
| **はじめに** (Introduction) | | | |
| 背景・目的<br>(Background and Objective) | 2a | 科学的背景と論拠 (rationale) の説明。 | |
| | 2b | 特定の目的または仮説 (hypothesis)。 | |
| **方法** (Method) | | | |
| 試験デザイン (Trial Design) | 3a | 試験デザインの記述(並行群間、要因分析など)、割り付け比を含む。 | |
| | 3b | 試験開始後の方法上の重要な変更 (適格基準 eligibility criteria など) とその理由。 | |
| 参加者 (Participant) | 4a | 参加者の適格基準 (eligibility criteria)。 | |
| | 4b | データが収集されたセッティング (setting) と場所。 | |
| 介入 (Intervention) | 5 | 再現可能となるような詳細な各群の介入。実際にいつどのように実施されたかを含む。 | |
| アウトカム (Outcome) | 6a | 事前に特定され明確に定義された主要・副次的アウトカム評価項目。いつどのように評価されたかを含む。 | |
| | 6b | 試験開始後のアウトカムの変更とその理由。 | |
| 症例数 (Sample size) | 7a | どのように目標症例数が決められたか。 | |
| | 7b | あてはまる場合には、中間解析と中止基準の説明。 | |
| **ランダム化** (Randomization) | | | |
| 順番の作成<br>(Sequence generation) | 8a | 割振り (allocation) 順番を作成 (generate) した方法。 | |
| | 8b | 割振りのタイプ:制限の詳細(ブロック化、ブロックサイズなど)。 | |
| 割振りの隠蔵機構<br>(Allocation concealment mechanism) | 9 | ランダム割振り順番の実施に用いられた機構(番号付き容器など)、各群の割付けが終了するまで割振り順番が隠蔵されていたかどうかの記述。 | |
| 実施 (Implementation) | 10 | 誰が割振り順番を作成したか、誰が参加者を組み入れ (enrollment) たか、誰が参加者を各群に割付けた (assign) か。 | |
| ブラインディング (Blinding) | 11a | ブラインド化されていた場合、介入に割付け後、誰がどのようにブラインド化されていたか(参加者、介入者、アウトカムの評価者など)。 | |
| | 11b | 関連する場合、介入の類似性の記述。 | |
| 統計学的手法<br>(Statistical method) | 12a | 主要・副次的アウトカムの群間比較に用いられた統計学的手法。 | |
| | 12b | サブグループ解析や調整解析のような追加的解析の手法。 | |

| 項目 | 番号 | 内容 |
|---|---|---|
| **結果 (Results)** | | |
| 参加者の流れ (Participant flow)（フローチャートを強く推奨） | 13a | 各群について、ランダム割り付けされた人数、意図された治療を受けた人数、主要アウトカムの解析に用いられた人数の記述。 |
| | 13b | 各群について、追跡不能例とランダム化後の除外例を理由とともに記述。 |
| 募集 (Recruitment) | 14a | 参加者の募集期間と追跡期間を特定する日付。 |
| | 14b | 試験が終了または中止した理由。 |
| ベースライン・データ (Baseline data) | 15 | 各群のベースラインにおける人口統計学的な特性（demographic）、臨床的な特性を示す表。 |
| 解析された人数 (Number analyzed) | 16 | 各群について、各解析における参加者数（分母）、解析が元の割り付け群によるものであるか。 |
| アウトカムと推定 (Outcome and estimation) | 17a | 主要・副次的アウトカムのそれぞれについて、各群の結果、介入のエフェクト・サイズの推定とその精度（95%信頼区間など）。 |
| | 17b | 2項アウトカムについては、絶対エフェクト・サイズと相対エフェクト・サイズの両方を記載することが推奨される。 |
| 補助的解析 (Ancillary analysis) | 18 | 実施したサブグループ解析や調整解析を含む、他の解析の結果。事前に特定された解析と探索的な解析を区別する。 |
| 害 (Harm) | 19 | 各群のすべての重要な害（harm）または意図しない効果（詳細は「ランダム化試験における害のよりよい報告：CONSORT 声明の拡張」[iii] を参照）。 |
| **考察 (Discussion)** | | |
| 限界 (Limitation) | 20 | 試験の限界、可能性のあるバイアスや精度低下の原因、関連する場合は解析の多重性の原因を記載。 |
| 一般化可能 (Generalisability) | 21 | 試験結果の一般化可能性（外的妥当性、適用性）。 |
| 解釈 (Interpretation) | 22 | 結果の解釈と有益性と有害性のバランス、他の関連するエビデンス。 |
| **その他の情報 (Other information)** | | |
| 登録 (Registration) | 23 | 登録番号と試験登録名。 |
| プロトコール (Protocol) | 24 | 可能であれば、完全なプロトコールの入手方法。 |
| 資金提供者 (Funding) | 25 | 資金提供者と他の支援者（薬剤の供給者など）、資金提供者の役割。 |

*本声明は、各項目についての重要な解説を記載した CONSORT 2010 解説と詳細[iv]とともに読むことを強く推奨する。クラスターランダム化比較試験[v]、非劣性・同等性試験[vi]、非薬理学的治療[vii]、ハーブ療法[viii]、実用的試験[ix]については、CONSORT 声明拡張版を推奨する。その他の拡張版も近日発表予定（それらとホチェックリスト関連の最新情報は www.consort-statement.org を参照）。

i) Hopewell S, et al: Lancet 2008; 371: 281-3  ii) Hopewell S, et al: PLoS Med 2008; 5: e20  iii) Ioannidis JP, et al: Ann Intern Med 2004; 141: 781-8  iv) Moher D, et al: BMJ 2010; 340: c869  v) Campbell MK, et al: BMJ 2004; 328: 702-8  vi) Piaggio G, et al: JAMA 2006;295: 1152-60  vii) Boutron I, et al: Ann Intern Med 2008; 148: 295-309  viii) Gargnier JJ, et al: Ann Intern Med 2006; 144: 364-7  ix) Zwarenstein M, et al: BMJ 2008; 337: a2390  （津谷喜一郎、他：薬理と治療 2010; 38: 939-49）

# 7 臨床研究と利他主義

　臨床試験では，その登録，結果の公表，さらにはデータの共有まで
もが求められるようになってきた．基礎研究をしている人，基礎研究
の合間に臨床研究にも関与している人，基礎研究から臨床研究に転向
した人には違和感があるのではないだろうか．

　臨床研究の登録を主張した医学雑誌編集者国際委員会（International
Committee of Medical Journal Editors，ICMJE）は，利他主義と信頼は
人を対象とする研究の核心である，としている[21]．被験者は自らを危
険に晒して医学の進歩に貢献しているのであるから，研究者はこれに
対して誠実に対応しなければならないという考えである．また N Engl
J Med の編集長であった Drazen は，臨床試験データを個人の所有物
ではなく，公園のように社会資源と見なすことを主張している[22]．こ
のような思想的背景を知ることなく，臨床試験の登録，結果の公表，
データの共有という考え方を聞くと違和感を抱く向きもあるかと思う
が，Drazen らの考え方を理解すると受け止め方は変わってくるのでは
ないだろうか．

　ICMJE の主張する利他主義は，臨床試験に参加する被験者の利他
主義を指している．筆者は，臨床試験の利他主義は被験者の volunteer
のみでなく，臨床研究に従事する研究者にも必要と考えている．臨床
試験は規模が大きくなれば多施設共同試験となり，臨床試験責任医師・
分担医師の数も増えてくる．しかし，その臨床試験成績を報告する論
文の著者になれるのはごく一部の人に過ぎない．企業の行う治験であ
れば当該臨床試験のスポンサーから研究費という形で支払いがある
が，研究者主導の臨床試験では資金的余裕がないため，責任医師・分
担医師は金銭的な利益をほとんど得られない．そして，規模の大きい
臨床試験ではその結果をまとめた論文の著者になるという名誉も得ら
れにくい．せいぜい論文の末尾の責任医師・分担医師一覧に名前が記

載されるくらいである．それにもかかわらず学問的興味や知的好奇心から臨床試験に参加する医師には，利他主義的な考えがあると思われる．また，利他主義の医師なしには規模の大きい多施設共同試験は成り立たないのである．研究代表者等の臨床試験組織において中心的な役割を果たす人々には，被験者になってくれる患者とこれらの医師に対して敬意を払い，臨床試験を誠実に実施し，報告する責務があると言える．

　Edison の言葉をもじれば，「臨床試験は 99％の利他主義と 1％の利己主義から成る」，というところであろうか．

**文　献**

21) Clinical trial registration: A statement from the International Committee of Medical Journal Editors. N Engl J Med 2004; 351: 1250-1
22) Drazen JM: N Engl J Med 2015; 372: 201-2

## 用語集

　ICH-E6（GCP ガイドライン）と ICH-E9（臨床試験のための統計的原則）には用語集が掲載されている．そこから基本的な用語を抜粋した．これらの用語は臨床試験に何らかの立場でかかわる方々はもちろん，臨床試験論文を読む方にも必要である．E6 については正式な日本語訳はないため，適切と思われる訳語と解説を加えた．また原則として，臨床試験全般に敷衍する記載とした．E9 には正式な日本語訳があるため，それに則った．ICH は治験を対象に作成されているが，多くの箇所は，治験を臨床試験に読み替えることができる．

---

### ● ICH-E6（GCP ガイドライン）

**adverse drug reaction**：副作用．次項の有害事象のうち，投与された医薬品との因果関係について少なくとも合理的な可能性があり，因果関係を否定できない事象．薬物有害反応とも言う．

**adverse event**：有害事象．医薬品を投与された者に生じたすべての好ましくない又は意図しない疾病またはその兆候（臨床検査値異常を含む）．医薬品との因果関係は問わない．

**blinding/masking**：盲検化 / 遮蔽化．臨床試験の被験者，担当医等の臨床試験に関与する医療者に被験者の割り付けられた内容を伏せることを言う．単盲検は被験者が割り付けを知らされないこと，二重盲検は被験者と担当医等の医療者も割り付けを知らされないことを言う．

**case report form（CRF）**：症例報告書

**clinical trial/study**：臨床試験

**comparator**：対照．プラセボあるいは実薬対照

**contract research organization（CRO）**：開発業務受託機関．製薬企業等から臨床試験にかかわる業務を受託する機関

direct access：直接閲覧．症例報告書と原資料の整合性を確認するモニタリングの際にモニター（clinical research associate，CRAとも呼称される）が原資料であるカルテ，検査成績，心電図，画像診断記録等に直接アクセスすることを言う．

good clinical practice：医薬品の臨床試験の実施に関する基準．現在は医薬品のみならず医療機器および再生医療等製品についてもGCPが制定されている．

independent data-monitoring committee（IDMC）：独立データモニタリング委員会

independent ethics committee：独立倫理委員会

informed consent：インフォームド・コンセント

institutional review board（IRB）：independent ethics committeeと同様に研究を審査する委員会である．我が国ではIRBを治験審査委員会の略称として用いることも多いが，IRBは米国で研究審査委員会に対して用いられる名称で，治験審査委員会という意味ではない．

investigator：臨床試験の担当医を指す．principal investigatorは試験責任医師，subinvestigatorは試験分担医師．治験の場合は，それぞれ治験責任医師，治験分担医師と言う．

invetigator's brochure：治験薬概要書．被験薬の基礎研究，非臨床試験および臨床試験成績をまとめた冊子

monitoring：モニタリング．臨床試験が臨床試験実施計画書および適用される規制に従って実施されていることを確認する行為

protocol：臨床試験実施計画書

quality assurance：品質保証

quality control：品質管理

randomisation：ランダム化

serious adverse event, serious adverse drug reaction：重篤な有害事象，重篤な副作用．臨床試験では，「重篤な」は臨床的に重篤なという意味ではなく，死亡，死亡の恐れ，治療のために入院，

あるいは入院期間の延長が必要な場合，永続的または重大な障害/
機能不全をきたす場合，先天異常をきたす場合，を指している．臨
床試験における有害事象および副作用はこれらの分類に従って報告
する必要がある．

source data：原データ．原データは原資料の中に含まれている．

source document：原資料．カルテ，患者日誌，検査成績記録，
心電図や画像診断記録等々

sponsor：スポンサー．臨床試験の計画立案，実施，管理，資金提
供を行う組織，個人を言う．日本語で言う資金提供者（funder）とい
う意味ではない．

---

● ICH-E9（臨床試験のための統計的原則）

double-dummy：ダブルダミー

equivalence trial：同等性試験

full analysis set：最大の解析対象集団

generalisability：一般化可能性

generalisation：一般化

independent data monitoring committee（IDMC）：独立デー
タモニタリング委員会（data and safety monitoring board：データおよ
び安全性モニタリング委員会，monitoring committee：モニタリング
委員会，data monitoring committee：データモニタリング委員会）

intention-to-treat principle：intention-to-treat の原則

interaction：交互作用

interim analysis：中間解析

meta- analysis：メタアナリシス

non-inferior trial：非劣性試験

per protocol set：治験実施計画書に適合した対象集団

superiority trial：優越性試験

surrogate variable：代替変数

# 索 引

## 著者紹介

景山　茂（かげやま しげる）

### 略　歴

1973 年 3 月　東京慈恵会医科大学卒業

1986 年 11 月–1988 年 10 月

　　　　　　ロンドン大学 Royal Postgraduate Medical School,

　　　　　　Hammersmith Hospital,　臨床薬理および内科に留学

1990 年 4 月　東京慈恵会医科大学第 3 内科学教室講師

2002 年 6 月　東京慈恵会医科大学総合医科学研究センター薬物治療学研究室教授

2014 年 4 月　東京慈恵会医科大学特命教授，臨床研究支援センター長

2019 年 3 月　東京慈恵会医科大学退任

現在，キヤノン診療所所長

　　　　東京慈恵会医科大学客員教授

　　　　NPO 法人臨床研究適正評価教育機構理事

### 主な活動，受賞歴

日本臨床薬理学会理事長，日本薬剤疫学会理事長，米国臨床薬理学会機関紙 "Clin Pharmacol & Ther" Editorial Board Member を歴任．

厚生労働省 GCP 研究班（通称）研究代表，文部科学省橋渡し研究プログラムオフィサー，日本医療研究開発機構（AMED）革新的医療技術創出拠点プロジェクトプログラムオフィサーを歴任．

現在，日本臨床薬理学会名誉会員，米国臨床薬理学会名誉会員，

　　　　日本糖尿病学会功労学術評議員，日本高血圧学会功労会員

　　　　日本臨床薬理学会専門医，日本糖尿病学会専門医，日本循環器学会専門医

DIA（Drug Information Association）Outstanding Service Award 受賞

## 臨床試験の考え方

2021 年 9 月 30 日 発行

著　者　景山　茂

発行者　須永 光美

発行所　ライフサイエンス出版株式会社

〒 105-0014 東京都港区芝 3-5-2
TEL 03-6275-1522（代）　FAX 03-6275-1527
http://www.lifescience.co.jp/

印刷所　三報社印刷株式会社

Printed in Japan
ISBN 978-4-89775-441-3 C3047
© ライフサイエンス出版 2021